PRÉCEPTES

FONDÉS SUR LA CHIMIE ORGANIQUE

POUR DIMINUER L'EMBONPOINT,

SUIVIS DE CONSEILS

Pour faire cesser la Maigreur,

Par F. Dancel,

Docteur en médecine,
Médecin des Prisons de Paris,
Ancien Chirurgien à l'armée d'Afrique,
Membre titulaire de la Société de Médecine pratique
de Paris, Membre correspondant de la
Société des Sciences médicales
de Bruxelles.

PRIX : 2 FR. 75 CENT. — PAR LA POSTE : 3 FR.

PARIS.

CHEZ LEBLANC, COMMISSIONNAIRE EN LIBRAIRIE,
17, rue des Beaux-Arts;
ET CHEZ L'AUTEUR, 29, rue Saint-Georges.

1850.

T2660
Oxyd

PRÉCEPTES

FONDÉS SUR LA CHIMIE ORGANIQUE,

POUR DIMINUER L'EMBONPOINT,

SUIVIS DE CONSEILS

Pour faire cesser la Maigreur.

IMPRIMERIE DE Mme DE LACOMBE,
ruc d'Enghien, 14.

PRÉCEPTES

FONDÉS SUR LA CHIMIE ORGANIQUE

POUR DIMINUER L'EMBONPOINT,

SUIVIS DE CONSEILS

Pour faire cesser la Maigreur,

Par F. Dancel,

Docteur en médecine,
Médecin des Prisons de Paris,
Ancien Chirurgien à l'armée d'Afrique,
Membre titulaire de la Société de Médecine pratique
de Paris, Membre correspondant de la
Société des Sciences médicales
de Bruxelles.

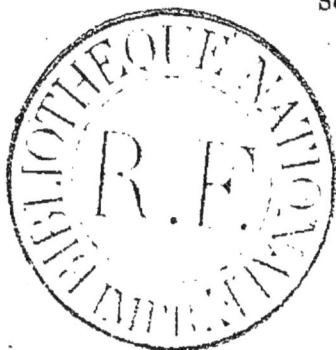

———— ◦●◦ ————

PARIS.

Chez LEBLANC, Commissionnaire en Librairie,
17, rue des Beaux-Arts;
Et chez L'AUTEUR, 29, rue Saint-Georges.

—

1850.

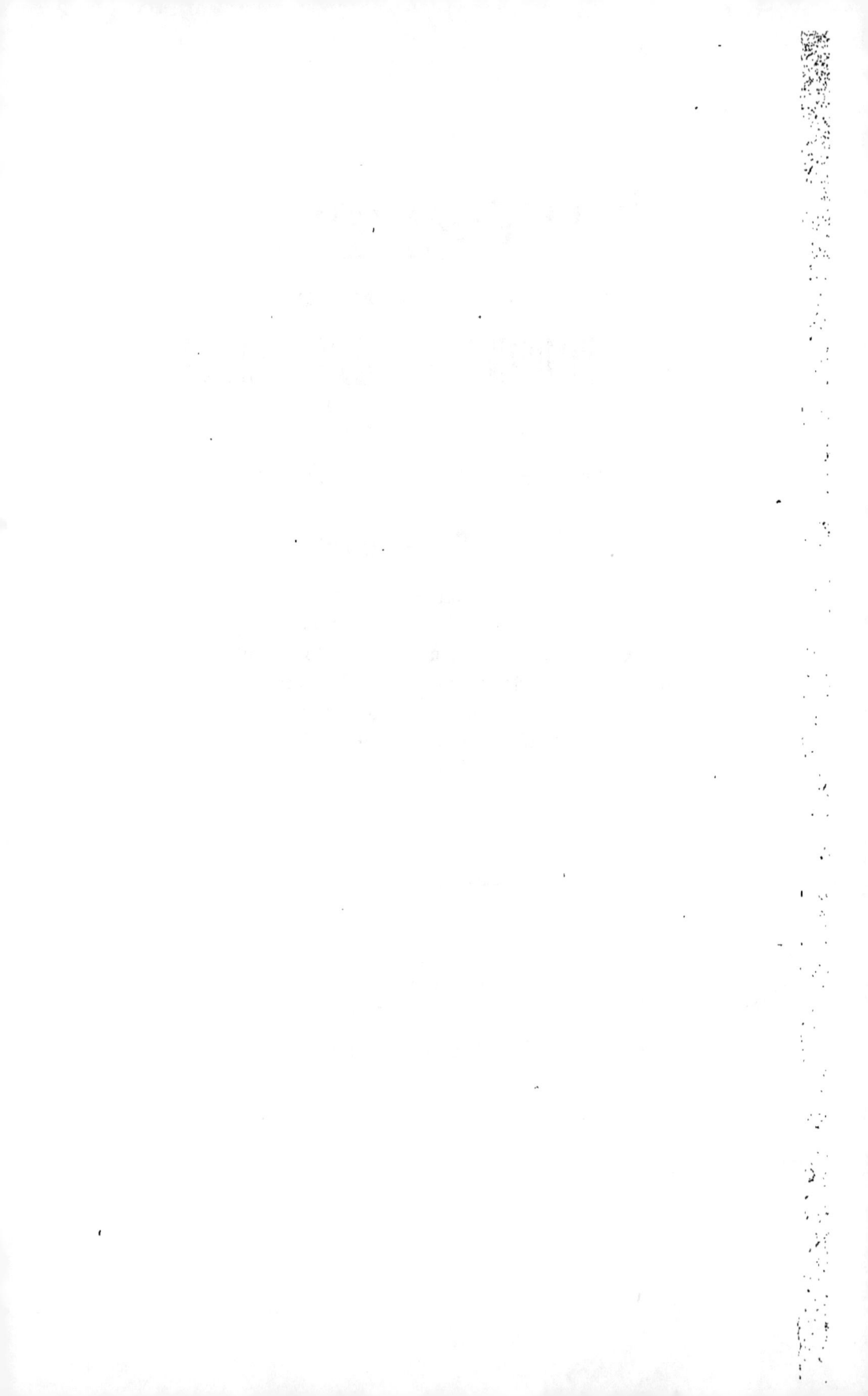

PRÉFACE.

Peut-on diminuer l'embonpoint? Je
répondrai aux personnes qui en doutent :
Mon livre n'est pas long, lisez-le. Je
dirai au médecin incrédule : Si vous
n'admettez point que je puisse agir chimiquement sur la graisse de notre corps,
de manière à la modifier et à l'éliminer
en partie de notre économie, vous re-
niez un des grands moyens de la médecine ; il me semble plus facile d'attaquer

1

chimiquement la substance grasse de notre corps que de combattre par le même
moyen un petit bouton, une grosseur de
mauvaise nature qui se trouve isolée sur
un point quelconque, à la jambe, par
exemple. Si l'on admet que des subs—
tances médicales peuvent aller ainsi dans
un lieu isolé décomposer un bouton, une
tumeur, comment ne pas croire que des
substances médicamenteuses aillent facilement trouver la graisse qui se rencontre dans toutes les parties de notre
corps et agissent sur elle de toute leur
puissance?

INTRODUCTION.

I.

Le médecin n'a pas pour devoir seulement de faire cesser les douleurs, de guérir les maladies ; il doit encore indiquer les règles propres à les prévenir. Sachant que la santé n'est due qu'à un jeu régulier de tous les organes qui concourent à l'entretien de la vie, il ne peut voir avec indifférence l'un de ces organes prendre un trop grand développement, une trop grande force ; parce qu'il en résulte toujours des malaises, des accidents, et fort souvent des maladies. A combien de dangers ne sont pas exposées les personnes chez lesquelles le système sanguin est très développé ?

Parmi les substances qui concourent à la formation de nos organes, on compte la graisse qui doit s'y trouver en quantité convenable, pour que les fonctions de la vie s'exécutent avec ordre et mesure. Les personnes privées de graisse, maigres, résistent avec peine, avec douleur, aux intempéries des saisons; leurs nerfs, trop près de la surface du corps, sont d'une impressionnabilité qui, dans beaucoup de cas, doit être appelée morbide, parce qu'il en résulte souvent des maladies.

Les personnes ainsi organisées ont l'inconvénient d'exécuter leurs mouvements avec trop de rapidité, ce qui peut leur ôter de la grâce et de la dignité. Leur figure, privée du coussin de graisse qui doit s'y trouver pour en modérer les mouvements, laisse voir les plus petites impressions dont l'âme est agitée.... La peau n'étant pas régulièrement soutenue par les os de la face, y présente des rides bien avant le temps ordinaire. En corrigeant ce genre d'organisation, en y faisant apparaître plus d'embonpoint, on perfectionne la nature, c'est bien quelque chose.

Si, pour les hommes, les grâces du corps ne comptent que pour peu dans le bonheur de la vie, il n'en est pas de même pour les femmes qui ne doivent jamais oublier que, privées de ces grâces physiques, tous les trésors de l'esprit ne font autre chose que de les rendre supportables dans les relations du monde. Quels

soins les femmes assez heureuses pour
posséder la beauté du corps, doivent donc
mettre à la conserver ! Un excès d'embonpoint, l'obésité même, viennent souvent jeter le désordre dans les plus belles
organisations. Il n'est que trop commun
de voir des personnes, dont l'élégance des
formes rehaussait si noblement la beauté
de la figure, perdre peu à peu, au milieu
de la graisse, tous ces rapports harmo-
nieux, et devenir, par ce surcroît d'abon-
dance, sans grâces et sans distinction.

Pour les dames du monde, c'est un
grand malheur, pour toutes en général,
c'est toujours une source de véritables in-
firmités, telles que celles de marcher dif-
ficilement, d'être prises d'oppression plus
ou moins forte, en faisant un exercice un
peu soutenu; il faut ajouter encore qu'un
trop grand embonpoint a brisé l'avenir

de beaucoup d'hommes comme de beaucoup de femmes, en les mettant dans l'impossibilité de continuer une profession qui
les faisait vivre honorablement. L'excès
de la graisse empêche un officier d'infan-
terie de suivre son régiment, un officier
de cavalerie d'être longtemps à cheval.
Ils sont forcés ainsi, l'un et l'autre, de
demander prématurément une retraite
par trop modique. L'artiste, dont le chant
ou la beauté des formes procuraient une
mine d'or au théâtre, tombe dans la pau-
vreté parce qu'un surcroît d'embonpoint
est venu embarrasser ses poumons ou lui
faire perdre sa taille.

L'excès d'embonpoint a quelquefois
une action plus funeste encore chez les
personnes qui en sont affectées. Cette action peut être destructive, elle peut oc-
casionner la mort. La graisse en trop

grande quantité dans les corps, gêne, comme nous l'avons dit, le jeu des poumons, les fatigue ainsi dans leurs fonctions, et les dispose à l'irritation, aux maladies. Elle met également un embarras dans la circulation du sang et favorise les apoplexies ; elle donne lieu à la stagnation des humeurs, à l'hydropisie partielle et générale.

II.

Lorsque la graisse vient à paraître plus abondamment qu'à l'ordinaire sur le corps d'une personne, il n'y a pas de raison pour que ce surcroit d'embonpoint s'arrête à un degré plutôt qu'à un autre. Cet embonpoint va ordinairement en augmentant, jusqu'à ce qu'une maladie, souvent occasionnée par cet état d'obésité, comme l'on dit, mette fin d'une manière ou d'une autre à ce grand et incommode

1.

travail de la nature. L'obésité a été observée chez de très jeunes enfants. On a vu, il n'y a pas encore très longtemps, à Paris, un enfant de quatre ans, qui pesait cent quatre livres : un médecin anglais, le docteur Cöé, parle dans ses ouvrages d'un nommé Edouard Bright, qui, à dix ans et demi, pesait cent quarante-quatre livres, à vingt ans, trois cent cinquante-six livres, et treize mois avant de mourir, cinq cent quatre-vingt-quatre livres.

On voit dans les cabinets de l'École de médecine de Paris, le plâtre de Marie-Françoise Clay, dont l'histoire nous a été laissée par Dupuytren. Cette femme naquit à Vieille-Église, de parents pauvres; elle se maria avec un homme qui gagnait sa vie, en allant de ville en ville vendre quelques marchandises de bas prix. A trente-six ans, elle était devenue si grasse, qu'elle fut forcée de cesser d'accompagner son mari. Elle se mit à la porte d'une église où elle mendiait son pain. Elle avait cinq pieds un pouce de hauteur, et cinq pieds deux pouces de circonférence mesurée à la taille. Sa tête petite, eu égard au volume de son corps, se perdait au milieu de deux énormes épaules, entre lesquelles elle semblait immobile. Son cou avait disparu, et ne laissait entre la tête et la poitrine qu'un sillon de plusieurs pouces de profondeur.

Sa poitrine avait des dimensions énormes. En arrière, les épaules soulevées par la graisse formaient deux larges protubérances; les bras étaient tenus éloignés du corps par les deux coussins de graisse qui se trouvaient sous les aisselles. On remarque, au premier coup-d'œil, sur

le plâtre de cette femme, que le côté droit
est infiniment plus développé que le gau-
che. Cela tient à ce qu'elle avait l'habitude de se tenir couchée sur ce côté,
vers lequel la graisse tendait toujours
à se porter.

Etant ainsi énorme, elle put, pendant plusieurs années, faire environ deux
mille pas pour aller de son domicile à
l'église, où elle se tenait habituellement;
mais à la fin, elle se vit contrainte à
rester chez elle. — Elle perdait la respiration en marchant et était prise de vio-
lentes palpitations. Bientôt elle ne put
même plus rester couchée, parce qu'elle
éprouvait dans cette position de véritables attaques de suffocations. Elle fut
condamnée à rester jour et nuit dans une
position verticale, assise dans un fauteuil ou sur son lit. La nature se fatigua

promptement de ce genre de vie, et
bientôt Marie Clay tomba malade et fut
portée à l'Hôtel-Dieu où elle mourut.
Il y a une vingtaine d'années, on voyait à
Paris, une Allemande nommée Frédé-
rique Ahrens, qui avait alors vingt ans,
et pesait quatre cent cinquante livres. Sa
taille était de cinq pieds cinq pouces de
circonférence, juste la même étendue
que sa hauteur. Elle n'était pas riche et
avait toujours vécu en grande partie de
légumes et de laitages.

A tous les âges de la vie, un grand
embonpoint est plutôt nuisible qu'utile;
les médecins ont reconnu que les gros
enfants se portent moins bien que ceux
dont le corps n'est point ainsi recouvert
d'une couche abondante de graisse. Les
premiers sont plus exposés que ceux-ci
aux dépôts d'humeurs, aux maux d'yeux,

d'oreilles, aux gourmes; la dentition se fait fréquemment chez eux avec des accidents cérébraux. Chez les hommes faits, un grand embonpoint gêne les mouvements, empêche une grande activité physique, et détruit, en général, l'activité morale, et rend ainsi impropre aux affaires. C'est sans doute dans cette idée que les Romains qui, à une époque, ne voulaient point chez eux d'hommes nuls, bannissaient ceux de leurs concitoyens qui étaient parvenus à un tel état d'obésité. On conçoit une pareille loi chez un peuple qui condamnait à la même peine un citoyen reconnu indifférent à la chose publique. Cependant, il faut dire que l'on se tromperait trop souvent si l'on admettait que les personnes chargées d'un grand embonpoint, sont toujours sans sensibilité et même sans énergie morale.

Nous connaissons des hommes qui four-
niraient des preuves du contraire, réelles
et fondées sur de beaux titres ; mais c'est
principalement chez les femmes où nous
voyons des exemples de la plus noble
délicatesse de sentiments, de la plus
grande impressionnabilité, unis à un corps
d'une taille qui marche à une grosseur
désespérante.

Les moralistes ont écrit que l'embonpoint est un signe d'égoïsme, d'un
bon estomac et d'un mauvais cœur, et
j'entends beaucoup de personnes ap-
prouver cette sentence. Le monde se
laisse malheureusement éblouir par les
grands mots, les phrases sentencieuses
des moralistes ; c'est à tort. Car si l'on
se donne la peine de supposer pour un
instant le contraire de ce qu'ils ont avancé,
fort souvent l'on reconnaît que ce con-

traire n'est point vide de sens. A l'appui
de cette remarque, je dirai qu'il y a
beaucoup de raisons pour qu'une personne d'un embonpoint prononcé ait le
cœur bon, qu'elle soit douée des plus
précieuses qualités. L'embonpoint dé-
note ordinairement un bon estomac, il
est vrai ; mais un bon estomac n'est point
incompatible avec la bonté du cœur. Une
personne qui digère bien doit être mieux
disposée pour ceux qui l'environnent,
que l'être maladif, dont les digestions sont
laborieuses et pénibles. Que penser du
caractère de ceux qui ressentent chaque
jour des maux d'estomac, des tiraille-
ments vers cet organe, lors du travail des
digestions. La joie ne peut pas être dans
leur cœur, et leur humeur doit être fréquemment sombre. On le reconnaît facilement à leur figure contractée, grippée

et fort souvent jaune. Il faut qu'il s'o-
père un grand mouvement dans leur esprit pour qu'ils vous accueillent avec une
satisfaction évidente. Pour moi je pense
que l'on peut aborder toujours avec plus
de confiance une personne dont la peau
est gracieusement tendue sur une couche
de graisse. Je puis y être trompé, mais,
à mon avis, on ne doit pas trouver chez
elle les agitations de l'âme, les grandes
passions égoïstes.

Quant aux personnes maigres, je ne
chercherai pas à combattre l'opinion généralement reçue, qui admet que leur
délicate organisation est l'emblême d'une
âme douée d'un grand nombre de qualités bonnes, très précieuses et souvent énergiques, au point d'être par leur
force la source de la faiblesse du corps.
Mais gardons-nous d'entrer dans le do-

maine de Lavater, de Gall et de Spur-
zheim, ce serait nous éloigner de notre
sujet.

III.

On trouve dans les ouvrages des médecins de l'antiquité, des prescriptions
qui avaient pour but de faire diminuer
l'embonpoint. Quelques auteurs romains
nous font connaître les moyens qu'em-
ployaient à Rome les marchands d'es-
claves, pour donner à ces derniers une
forme du corps agréable à la vue, en
les faisant maigrir ou engraisser selon
que besoin était. Ces moyens ne sont plus

praticables dans nos habitudes et nos
mœurs. Je dirai seulement que les dames
romaines se servaient, pour diminuer la
grosseur de leurs seins, dont le grand
développement était en défaveur alors,
d'une espèce de cataplasme composé de
terre de Lemnos, d'un peu de chaux, de
suc de persil et de blanc d'œuf. Je me
suis servi de ce cataplasme pour faire cesser la sécrétion du lait après l'accouchement, et j'ai été à même de consta-
ter que sous l'influence de ce remède,
les seins diminuaient de grosseur en même temps que la disparition du lait avait
lieu, mais d'une manière exagérée, de
sorte que j'étais forcé de reconnaître que
les glandes lactées avaient elles-mêmes
perdu de leur grosseur. Je ne faisais pas
entrer de terre de Lemnos dans les ca-
taplasmes, mais je la remplaçais par de

forte argile qui est douée de qualités à
peu près semblables à la terre de Lemnos.
Ce cataplasme est le seul remède que l'on
puisse rappeler utilement, tout le reste
de ceux que nous trouvons indiqués sont
fondés sur des croyances superstitieuses
ou des rapports mal fondés ; ainsi l'on
a pu croire qu'il était possible de dé-
graisser quelqu'un au moyen d'une opération sanglante, en pratiquant une in-
cision aux parois du ventre, et par laquelle le chirurgien retirait la masse de
graisse qui s'y trouvait, chez les personnes de grand embonpoint. Ce qui a
donné lieu à cette croyance, c'est le conte
rapporté par l'historiographe d'un pacha
nommé Schisman, qui se faisait suivre
dans ses voyages par un chirurgien qui
lui ôtait ainsi de la graisse du ventre
lorsqu'il s'en trouvait trop gêné.

En 1718 , un chirurgien de Paris ,
nommé Rhotonet, délivra, dit-on, un
personnage très connu alors, d'un énorme
ventre qui le rendait impotent ; après
l'opération , ce personnage redevint
leste et agile. Bientôt Rhotonet fut as-
sailli par une foule de gens replets, qui
vinrent réclamer l'opération du dégraissement. Le chirurgien les renvoyait tous
en leur disant que la personne qu'il avait
opérée , était affectée d'une hernie de
graisse qui , en sortant par l'ombilic ,
s'étendait sur tout le ventre ; que c'était
en coupant ce paquet de graisse qu'il
avait rendu l'agilité à la personne dont
il était question, et qu'il n'oserait jamais
fendre la peau pour aller chercher cette
graisse à l'intérieur. — On rapporte
qu'un riche Hollandais, aux oreilles duquel était venu le bruit de l'opération de

Rhotonet, se mit en route pour Paris dans l'intention de se faire débarrasser de son obésité. Comme il était près d'arriver à cette capitale, il trouva sur son chemin un grand seigneur dont la voiture venait de se briser, et qui était fort inquiet sur les moyens de pouvoir se rendre à Paris. Le Hollandais lui offrit près de lui, dans sa voiture, une place qu'il accepta avec empressement. Chemin faisant, l'étranger lui fit part du but de son voyage. Cet homme, parfaitement au courant du prétendu dégraissement exécuté par Rhotonet, eut l'idée de rendre lui-même ce service à son obligeant compagnon de voyage. Pour cela il se fit délivrer une lettre de cachet, avec laquelle le Hollandais fut conduit à la Bastille, où il resta deux mois au pain sec et à l'eau. Il en sortit, n'ayant plus besoin de l'opération qui l'avait amené à Paris. Cependant, voulant faire punir celui qui avait ainsi attenté à sa liberté, il se rendit chez le seigneur qu'il avait obligé dans son voyage, pour réclamer son appui. — Quel ne fut pas son étonnement lorsque ce seigneur lui dit avec une franchise pleine de bonheur, que c'était lui-même qui avait voulu lui éviter ainsi une opération en l'envoyant maigrir à la Bastille. L'étranger se retira sans remercier son bienfaiteur.

Ce fut à peu près à la même époque qu'un moine qui, tourmentant son supérieur pour être également dégraissé, fut claquemuré dans une chambre avec de l'eau à volonté, et n'ayant pour nourriture que les miettes qu'il détachait d'un gros pain bis, suspendu dans des liens de fer au plancher. Chaque fois qu'il voulait parvenir à faire tomber de ces miettes, il était obligé de se servir d'une vieille lame de sabre et de sauter en l'air. Au bout de vingt jours de cet exercice et de ce genre de nourriture il avait perdu son ventre.

On voit quelquefois, au bois de Boulogne, dans la saison des beaux jours, des hommes recouverts des pieds jusqu'à la tête, de vêtements de laine qu'ils portent sur la peau. Ces hommes courent à pied, ainsi habillés, pendant plusieurs heures, prenant le plus rarement possible quelques instants de repos, pendant lesquels ils boivent un verre de vin chaud ; puis après avoir ainsi couru ils rentrent chez eux, se mettent au lit où ils se font frictionner fortement, et recouvrir ensuite avec de la laine. Ils ont pour but, dans ces exercices, d'exciter

2

une grande transpiration et de perdre ainsi de leur embonpoint, et d'arriver à ne peser que le poids voulu pour monter les chevaux qui doivent se disputer les prix aux courses du Champ-de-Mars.

Il y a un moyen malheureusement trop répandu de se faire maigrir, c'est de boire du vinaigre, peu ou point étendu d'eau. C'est un moyen fort mauvais; s'il fait maigrir, c'est en perdant la santé pour un temps, souvent fort long, et quelquefois on n'obtient pas avec lui le remède que l'on désirait ; mais il donne alors lieu à des douleurs nerveuses de l'estomac, qui sont atroces.

Oserai-je dire que des médecins consultés pour faire diminuer l'embonpoint, ne sachant comment agir rationnellement, n'ont pas craint de prescrire l'usage de poisons, à petites doses, qui faisaient certainement maigrir, mais qui altéraient la santé, au point que les personnes qui en faisaient usage, ont été forcées d'y renoncer pour éviter les accidents qui les menaçaient.

Les progrès de la science, les lumières de la civilisation font justice de pareils contes et de tels faits ; ce n'est que dans la connaissance des organes, dans celle de leurs propriétés, que le médecin doit chercher et trouver les moyens propres à modifier les organes sans jamais pouvoir les altérer dans leur composition au point d'ébranler la santé. C'est ainsi que nous avons procédé, en divisant nos moyens modificateurs en : 1º Physiologiques,

2º Chimiques,

3º Médicinaux.

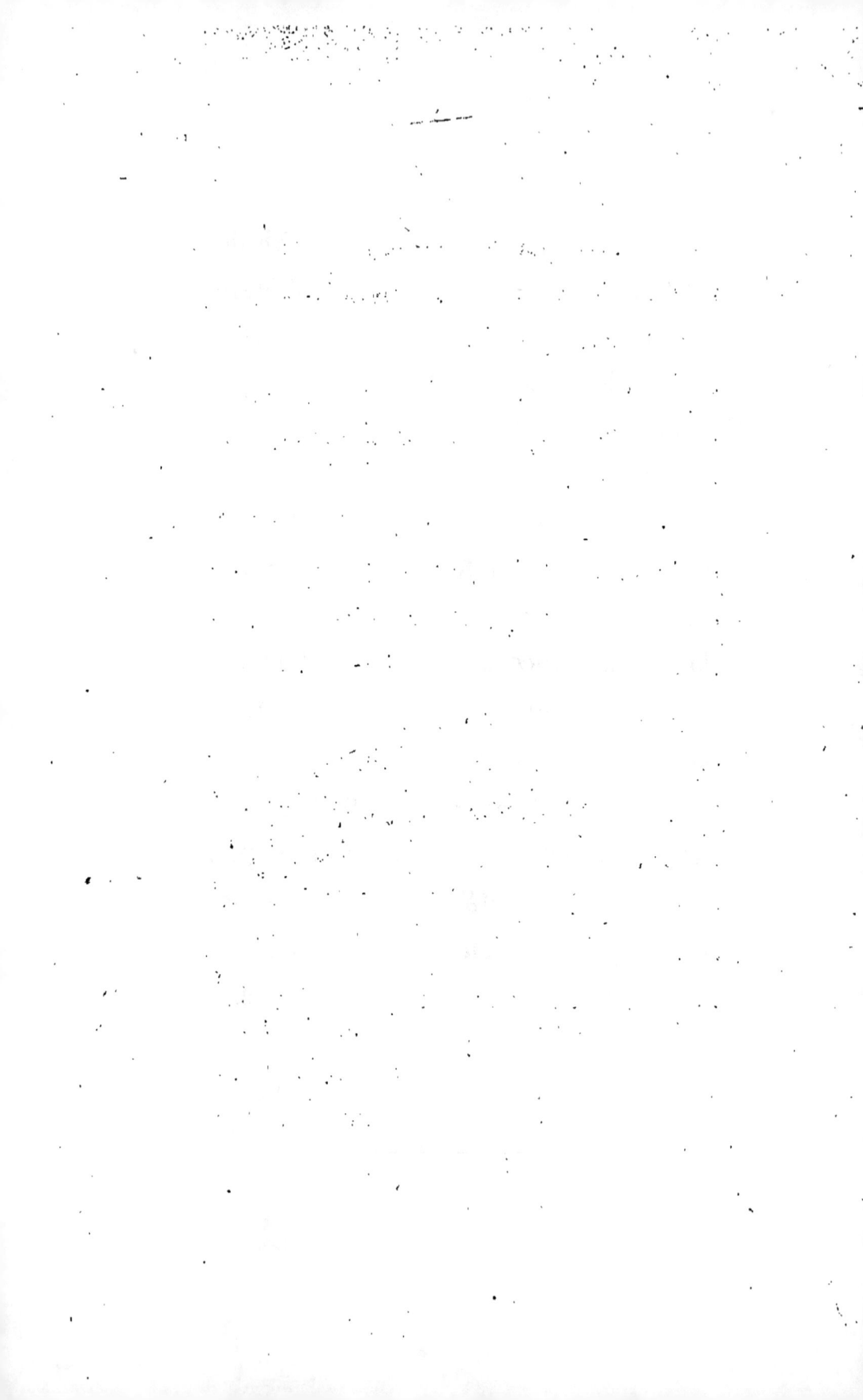

CHAPITRE PREMIER.

PRÉCEPTES PHYSIOLOGIQUES POUR DIMI-
NUER L'EMBONPOINT.

Les substances que nous prenons comme aliments et qui doivent servir à la nourriture de notre corps ont besoin d'être
préalablement soumises au travail de la
digestion qui se fait dans l'estomac et les
intestins. Les médecins ont observé que
ces derniers organes ont une capacité,
une ampleur qui n'est pas toujours en
proportion avec la grandeur des êtres
chez lesquels on les examine. Cette ca—

2.

pacité, cette ampleur dépandent du genre
et de la quantité de nourriture qui y est
admise.

Chez certains hommes, l'estomac et
les intestins sont d'une capacité double
de celle trouvée chez d'autres. Ces organes, qui sont des membranes avec quelques fibres charnues, se modèlent toujours
sur la masse d'aliments qui leur est soumise ; qu'une personne qui mange beaucoup habituellement soit soumise à un
régime sévère, à une diète longtemps
continuée, la capacité de ses organes digestifs diminuera d'une manière sensible. Plus les substances dont on se nourrit sont nutritives, moins on est obligé
d'en prendre souvent; un petit volume
de ces substances suffit pour satisfaire
l'appétit pour longtemps. Par contre, nous
avons besoin, pour arriver au même

résultat, de prendre souvent et beaucoup de celles qui sont peu riches en sucs nourriciers. Quelques grammes de viande prise le matin permettent d'attendre jusqu'à six heures du soir pour dîner. Si l'on déjeune avec des légumes, du pain, des farineux, il sera pour la plus grande partie des personnes, impossible d'aller jusqu'à cette heure sans manger de nouveau. Aussi les habitants des campagnes, qui vivent principalement de pain et de légumes, font–ils quatre ou cinq repas par jour ; et ils ont en général l'estomac et les intestins toujours plus développés que la plupart des habitants des villes, qui ne se mettent à table que deux fois dans le même espace de temps. Le corps des premiers a des formes larges et amples que l'on trouve par exception seulement parmi les derniers. Cela provient de la grossièreté de la nourriture qui déforme tout.

En examinant ce qui se passe chez les animaux, nous trouvons que ceux qui se nourrissent d'aliments plus rapprochés de leur nature, comme les carnivores, ont l'appareil digestif, l'estomac et les intestins peu grands en proportion de leur taille. Un petit volume d'aliments suffit pour leur faire un repas à la suite duquel ils sont plusieurs heures, quelquefois un jour sans le renouveler. Dans les herbivores, au contraire, l'appareil digestif est fort grand, par des raisons opposées, c'est-à-dire parce qu'ils se nourrissent d'aliments qui, éloignés davantage de leur nature, et nourrissant moins sous plus de volume, ont besoin d'être pris en plus grande quantité et de faire un séjour plus prolongé dans le corps. Voyez le bœuf qui mange sans cesse, les heures du jour et de la nuit suffisent à peine pour qu'il trouve sa vie dans la masse d'aliments qu'il est obligé de prendre. Comparez-le au lion, à la taille svelte, et qui, avec quelques kilogrammes de viande, reste vingt-quatre heures sans manger.

Les organes de la digestion chez les herbivores ont quinze fois la longueur de l'animal, chez les carnivores, ils sont trois fois de la longueur de l'animal seulement. L'homme, sous ce rapport, tient le milieu entre ces deux espèces d'animaux, son tube digestif a cinq ou six fois sa longueur. La nature lui a donné cette moyenne longueur du canal digestif parce qu'il est dans sa destinée de se nourrir un peu comme les carnivores et un peu comme les herbivores ; mais il peut à sa volonté modifier cette disposition, c'est-à-dire vivre exclusivement de viande ou de légumes. Une fois que les aliments ont été soumis dans le corps à l'opération de la digestion, les principes nutritifs qu'ils contiennent sont, pour ainsi dire, pompés par une infinité de petites bouches absorbantes qui ne sont autres que les ouvertures de petits conduits, de petits vaisseaux par où ces principes nutritifs vont se rendre dans le torrent circulatoire et de là faire partie des organes.

Plus l'appareil digestif est grand, plus il s'y trouve de vaisseaux absorbants. On peut tirer de cette disposition cette conséquence qu'il est bon de nourrir les jeunes enfants d'aliments peu substantiels, sous un gros volume, qui distendent le tube digestif, le développent en multi-

pliant ainsi les bouches absorbantes. On
ne fait que suivre en cela l'imitation de
la nature, qui donne le lait pour nourriture à presque tous les animaux sus-
ceptibles de devenir d'une grande taille,
parce que le lait est peu nourrissant sous
un petit volume, et qu'il faut en prendre
beaucoup et souvent pour satisfaire les
besoins de la faim.

On remarque que les enfants des grandes villes, élevés délicatement, nourris
avec une alimentation très substantielle,
sous un petit volume, sont grêles et min-
ces et ne sont point grossiers comme les
enfants des campagnes. Cependant à cet
âge, nous le répétons, les aliments aqueux,
tels que le lait, les potages, etc., sont
excellents, parce qu'ils développent le
tube digestif.

Lorsqu'arrivé à l'époque de la vie où

la croissance est terminée, l'on veut que
le corps cesse de prendre un développement trop considérable, l'on peut se servir des raisons qui précèdent pour parvenir à son but, c'est de se nourrir sous
un petit volume, c'est-à-dire d'aliments
qui, comme certaines viandes, prises en
petite quantité, réparent les pertes que
le corps fait; c'est d'éviter l'usage de ceux
qui sont peu nutritifs, qui distendent l'estomac et les intestins par la quantité
qu'on est obligé d'en prendre. Tels sont
presque tous les potages, les ragoûts, les
laitages, etc. Nous exposerons plus lon-
guement au chapitre spécialement con-
sacré à cet objet les choix qu'il faut faire
dans les aliments pour empêcher le développement des organes digestifs et de
l'embonpoint.

Au nombre des moyens que la nature

nous a donnés pour reposer notre corps,
pour réparer les pertes qu'il fait à tout
instant, il faut compter le *sommeil*. C'est
un état pendant lequel il y a suspension
d'action volontaire ; c'est-à-dire que pendant le sommeil nos facultés intellec-
tuelles ainsi que le corps cessent d'agir ;
il n'y a point cessation des fonctions né-
cessaires à l'entretien de la vie; la digestion, l'absorption des substances nutritives s'opèrent aussi bien et même mieux
que pendant la veille; la digestion doit
se mieux faire, parce qu'une des premières conditions pour bien digérer est
d'avoir le repos de l'âme, et que dans
cet état on est à l'abri des grandes contentions d'esprit, des fortes émotions mo-
rales qui troublent les fonctions digestives. Le sommeil est donc un moyen
que la nature emploie pour faciliter la

digestion, pour venir au secours des personnes qui ont l'estomac faible ou fatigué. On voit ces personnes prises, après leur principal repas, d'une envie irrésistible de dormir, sous l'influence de laquelle elles restent environ une heure et pendant laquelle le travail de la digestion s'opère en grande partie.

Le sommeil favorise ainsi sous ce rapport l'absorption et dispose à l'embonpoint; il y porte encore parce que pendant que nous dormons, il y a à peu près cessation complète des mouvements, et ce sont les mouvements que nous faisons qui sont les plus grandes causes de notre affaiblissement, de la déperdition de nos forces, de la diminution de nos organes et principalement de la graisse.

Les mouvements modérés sont favorables aux fonctions de la vie, à la di-

gëstion, à la circulation, etc., mais longtemps continués, ils s'opposent à une
complète réparation des pertes que le
corps fait dans cet exercice. L'on observe
que les hommes qui marchent presque
sans cesse, qui sont toujours en mouvement, sont maigres, tandis que ceux qui
sont condamnés par état ou par quelque
infirmité à rarement bouger de place,
présentent souvent un certain degré d'embonpoint.

Je ne doute pas que le genre de vie
sédentaire que la plupart des femmes
mènent ne contribue pour beaucoup
au trop grand développement de la graisse
qui a lieu fréquemment chez elles.

Si, pour nous éclairer dans cette
question, l'on jette encore un coup d'œil
sur les animaux, l'on trouve que ceux
qui sont presque sans cesse en mouve-

ment, tels que les carnivores, obligés de chasser continuellement pour vivre, sont dépourvus de graisse; par contre, l'on voit que ceux qui de leur nature aiment à rester à la même place ou à peu se remuer sont ordinairement fort gras. Lorsque l'on veut faire engraisser quelques-uns de nos animaux domestiques, une des principales conditions pour réussir est de les tenir dans un lieu étroit où ils aient à peine la place de faire quelques mouvements.

Il est bien certain qu'une fois que le corps humain a pris tout son accroissement, et mieux, lorsque l'homme est dans l'âge du retour, la graisse apparaît fréquemment chez lui d'une manière sensible. Je crois qu'une des principales raisons de cette apparition tient à une diminution qui a lieu à cet âge dans les mouvements : en vieillissant, on ménage ses pas, on a une répugnance pour toute sorte d'exercice. Les Orientaux, qui passent la plus grande partie du jour assis, et les femmes de ce même pays, qui sont forcées de rester à la maison sans jamais en sortir, ces hommes et ces femmes, dis-je, offrent souvent des exemples d'obésité.

L'Arabe, le Bedoin, qui sans cesse s'agitent par les besoins de leur vie nomade, ne sont jamais gras.

Le *mouvement passif*, celui auquel est soumis notre corps, sans qu'il en fasse les frais, comme l'action d'aller en voiture, en bateau sur une rivière, est très favorable à la nutrition, au développement de la graisse. Aussi les dames qui marchent peu, qui sortent toujours en voiture, ne doivent pas être surprises de voir leur embonpoint augmenter d'une manière qui n'aurait pas lieu si elles allaient un peu plus à pied.

Une grande activité de corps et d'esprit est presque toujours compagne de la maigreur, comme l'indolence engendre l'obésité.

On a vu souvent, dans le demi-siècle qui vient de s'écouler, des hommes comme des femmes passer plusieurs fois par ces deux états différents, selon qu'ils jouissaient tranquillement d'une grande fortune acquise dans les affaires, ou qu'ils étaient obligés de la réparer après des pertes éprouvées.

Tout ce qui est excitant combat l'embonpoint, tels sont l'air vif et sec, les bains froids ou presque froids, les veilles prolongées, les grandes contentions d'esprit, la fréquentation du monde, des spectacles, les passions.

En résumant ce que nous venons de dire dans ce chapitre, nous trouvons que pour diminuer l'embonpoint d'après les préceptes physiologiques, il faut :

Se nourrir sous un petit volume, c'est-à-dire avec des substances très nutritives.

Dormir raisonnablement en n'abusant point du séjour au lit.

Prendre chaque jour beaucoup d'exercice à cheval, à pied ou au grand air.

Habiter un appartement bien aéré, se baigner dans l'eau presque froide lorsque l'on va au bain.

Donner de l'occupation à son esprit et éviter la paresse, l'indifférence.

CHAPITRE II.

PRÉCEPTES CHIMIQUES POUR DIMINUER L'EMBONPOINT.

La graisse qui se rencontre dans le corps humain a donné lieu à de grandes discussions sous le rapport de son origine. Par quelle opération chimique se forme-t-elle? De célèbres médecins ont prétendu que cette humeur (car la graisse n'est qu'une espèce d'humeur liquide qui se durcit seulement après la mort) était le produit de glandes graisseuses; d'autres, qu'elle avait son origine dans les intes-

3.

tins, en supposant qu'elle y était toute
formée dans l'acte de la digestion. On a
admis qu'on la trouvait également dans
le sang artériel, et qu'elle transsudait à
travers les pores des artères; mais en
vain on a cherché à vérifier l'exactitude
de cette opinion : en examinant le sang
qui se rend aux parties les plus chargées de graisse, on n'a pu parvenir à découvrir cette substance dans le sang. Cependant un habile chimiste a constaté,
il y a quelque temps, la présence d'une
matière grasse dans ce liquide; mais tout
en admettant cette dernière découverte
comme certaine, on ne pourrait pas expliquer pourquoi il se trouve plus de
graisse dans certaines parties du corps
que dans d'autres, et cette observation
nous a engagé à rechercher si dans ces
parties fournies de beaucoup de graisse,

il n'y aurait pas quelque organe chargé
de la préparation, de la formation de la
graisse. D'habiles anatomistes y sont parvenus; ils ont constaté que la graisse est
formée par une infinité de petites vési-
cules entassées quelquefois en grand nombre, et formant des masses volumineuses
réunies entre elles par un tissu très fin
servant de réservoir à la graisse, qui en
a besoin, puisqu'elle est fluide pendant
la vie.

Il est bien difficile d'évaluer la quantité de graisse nécessaire et convenable
à chacun de nous. Elle doit, au dire de
plusieurs physiologistes, former la ving-
tième partie du poids du corps de l'homme adulte. Que de personnes sont éloi-
gnées en trop ou en moins de ce point de
départ, de ce type d'embonpoint.

D'après les expériences de M. le docteur Chevreuil, la graisse humaine se compose de :

Carbone,   79,000

Hydrogène,   15,416

Oxigène,   5,584

Pour la formation de cette graisse, il faut donc qu'il se trouve dans le corps ces principes constituants qui ne peuvent y être introduits que par les aliments; or, on connaît la composition chimique des aliments, l'on peut donc distinguer ceux qui sont le plus aptes, par leur composition chimique, à la formation de la substance qui nous occupe. Le carbone entre pour 79 parties sur cent dans la graisse, c'est donc l'élément le plus important et dont on doive tenir le plus de compte. L'oxigène de l'air qui entre dans le corps par l'acte de l'inspiration en enlève une grande quantité

qui sort dans l'expiration sous forme de
gaz acide carbonique ; c'est ainsi que la
nature de l'air que nous respirons entre
pour beaucoup dans la formation de la
graisse. Plus l'air que nous respirons est
chargé d'oxigène, plus il faudra que notre corps fournisse de carbone dans l'acte
de la respiration, moins alors il restera
de cet élément principal de la graisse.
Comme nous l'avons dit, les habitants
des montagnes et des vastes plaines respirent un air riche en oxigène qui leur
prend beaucoup de carbone de leur corps
et les empêche ainsi de devenir gras
comme les habitants des vallées des pays
bas et humides, dont l'air est peu riche en
oxigène, et contient, par contre, des va-
peurs et des miasmes non vivifiants. Les
religieuses, dans leurs couvents cloîtrés,
les prisonniers, dans leur lieu de déten-

tion, engraissent souvent malgré leur chétive nourriture, parce que l'air qu'ils y respirent contient peu d'oxigène, lequel alors enlève au corps une petite portion de carbone dont le reste forme alors de la graisse.

On peut ainsi expliquer chimiquement pourquoi les animaux qui sont toujours en mouvement n'ont point de graisse : plus les mouvements sont fréquents, plus l'acte de la respiration est répété, et par conséquent plus il entre d'oxigène dans le corps, auquel il est alors enlevé beaucoup de carbone.

Nous trouvons sans graisse les oiseaux sauvages, les chevreuils, les lièvres, qui sont toujours en mouvement et par conséquent qui absorbent ainsi beaucoup d'oxigène par leur respiration fréquente.

La graisse se forme par une proportion plus grande de carbone qui ne peut être éliminé du corps avec l'oxigène. C'est à peu près par le même phénomène que les plantes se nourrissent. Celles-ci absorbent le carbone qui se trouve dans l'air sous la forme de gaz acide carbonique en abandonnant l'oxigène qui s'y trouve. C'est la raison pour laquelle l'air est toujours si sain, si vivifiant où il y a des arbres. En trouvant ainsi dans les plantes le carbone en grande proportion, il n'est pas étonnant d'y rencontrer les éléments propres à donner de la graisse ; il peut arriver même qu'elle y soit toute formée : ainsi la graisse de mouton se trouve toute formée dans les semences de cacao, la graisse humaine se retrouve dans l'huile d'olive et dans toutes les graines oléagineuses.

Les fécules contiennent 44,91 de carbone pour 6,11 d'hydrogène; ces deux nombres sont dans une proportion apte à former de la graisse, car nous avons vu que, d'après M. Chevreuil, cette dernière est composée :

De 79,000 de carbone,

De 11,406 d'hydrogène,

Et 44,91 : 6,11 :: 79 : 11,10.

Les fécules et les aliments où il entre de la fécule sont donc dans des conditions favorables à former de la graisse, parce qu'il ne suffit pour cela que de l'élimination du peu d'oxigène qui s'y trouve.

CHAPITRE III.

CHOIX DES ALIMENTS POUR DIMINUER L'EMBONPOINT.

L'homme emploie pour se nourrir une grande quantité de substances tant végétales qu'animales. Il est probable qu'il n'était pas dans sa nature d'avoir une nourriture si variée. Certains philosophes ont prétendu que la chair seule devait lui servir d'alimentation, d'autres au contraire ont voulu qu'il prît sa vie dans le régime végétal seul : enfin la plupart des naturalistes sont d'accord sur ce que l'espèce humaine est omnivore, c'est-à-dire qu'elle peut se nourrir de substances animales et végétales.

Ce qui frappe tout d'abord en observant l'homme à l'état de civilisation où il est aujourd'hui, c'est de le voir si peu apte à découvrir ce qui peut lui être utile ou nuisible comme aliment. Ce n'est que par l'habitude, par ce qu'on le lui a appris, qu'il sait que telle substance lui est bonne ou mauvaise ; tandis que le animaux ont un instinct qui leur permet de discerner ce qui est propre à les nourrir. Le jeune cheval, le chevreau sauront, au milieu des différentes plantes qui couvrent les terres qu'ils parcourent, choisir celles qui doivent les nourrir. Ce n'est qu'à l'état de domesticité, et seulement lorsqu'ils manquent d'une alimentation suffisante, que nous voyons quelques animaux manger des plantes qui leur sont nuisibles. Il y a lieu de croire que c'est à son état de civilisation que l'homme doit d'avoir perdu cet instinct que nous signalons dans les animaux, et d'avoir acquis une confiance aveugle pour manger tout ce qu'on lui offre, qu'on lui prépare. Ce qui porterait à penser ainsi, c'est ce qui s'observe chez les sauvages et les habitants des pays peu civilisés : ces habitants refusent à manger ce qu'ils ne connaissent pas, serait-ce servi de la manière la plus luxurieuse. On trouve en France des paysans sans éducation aucune qui sont encore un peu dans ce cas-là, c'est-à-dire qu'ils refusent à prendre d'un aliment qu'ils ne connaissent pas, ou s'ils le font, c'est en le goûtant avec une grande méfiance.

L'expérience de tous les jours démontre que nous pouvons nous nourrir simultanément et de végétaux et d'animaux ; il nous est également réservé la faculté de prendre notre nourriture dans le règne végétal ou dans le règne animal. Cependant on s'accommode plus facilement de tel régime végétal ou animal, selon les âges de la vie, selon les saisons et les climats. Quoi qu'il en soit, il résulte de ces quelques considérations qu'il nous est donné de pouvoir choisir, parmi la foule de substances alimentaires à l'homme, un certain nombre de ces substances et d'en proscrire un certain nombre d'autres pour arriver à un but quelconque, et cela sans que la santé de la personne qui se soummettra au régime provenant de ce choix puisse en éprouver quelque atteinte.

D'après ce que nous avons dit dans les deux chapitres précédents, et en tenant compte des principes physiologiques et chimiques qui y sont exposés, il est facile de se guider dans le choix des aliments que l'on doit prendre pour conserver un embonpoint qui tendrait à trop augmenter, ou pour faire diminuer celui qui serait outré.

La viande connue sous le nom de gibier, est très nourrissante sous un petit volume; elle contient peu de carbone proportionnellement aux autres éléments dont elle est composée; on doit donc s'en faire servir le plus souvent possible.

Les animaux qui nous fournissent cette espèce d'aliment, sont :

Le chevreuil.

Le lièvre.

Le lapin de garenne.

La bécasse.

La bécassine.

La perdrix.

Le coq de bruyère.

La gélinotte.

La caille.

L'alouette (mauviette).

Le merle.

La grive des vignes.

La sarcelle.

Le guignard.

Le pluvier.

Le canard sauvage.

L'ortolan.

Le vanneau.

Le becfigue.

Les ragoûts doivent être évités par les personnes qui craignent l'embonpoint, elles devront donc se faire préparer les viandes de gibier sous la forme de rôtis.

C'est de cette même manière qu'elles emploieront les viandes de boucherie, en ayant soin de faire choix des morceaux les plus aptes à ce mode de préparation. Tels sont :

Le filet de bœuf.

Le beefteck.

Les côtelettes de veau,

— de mouton,

— de porc frais.

Le fricandeau.

Le gigot de mouton.

Les volailles telles que le chapon, le poulet, le dinde, le passereau, le pigeon de volière devront également être rôties, qu'elles soient ou non garnies de truffes, ce dernier assaisonnement n'est point contre-indiqué.

On a remarqué que les peuples qui se nourrissent principalement de poisson sont lourds et grossiers, ont moins de courage que ceux qui se nourrissent de chair proprement dite; ils sont pâles et lymphatiques.

Les poissons favorisent donc l'humeur et le développement de la graisse; la sauce avec laquelle on les sert ordinairement dans les pays civilisés, contribue également à ce résultat et peut-être à un plus haut degré que le poisson lui-même. Lorsque l'on mange de celui-ci, il faut donc le faire apprêter avec le moins de sauce possible.

Les poissons que l'on doit le plus rechercher, sont :

Le turbot.

La truite.

La sole.

La limande.

Le saumon.

La perche.

Le brochet.

La tanche.

La carpe.

L'anguille.

Les huîtres, les homards, les écrevisses, la langouste, les crabes sont excellentes pour aider l'épuration des humeurs et empêcher la formation de la graisse.

La laitue,

La chicorée,

L'oseille,

Les petits pois,

Les épinards,

Les fèves,

Les artichauds,

Les haricots verts,

Les salsifis,

Les choux,

Le céleri,

contiennent fort peu de substances nutritives et par contre beaucoup d'éléments
aqueux et mucilagineux qui favorisent
le développement de l'embonpoint ; il
en est de même

Des carottes,

Des navets,

Des haricots secs,

Des pommes de terre,

De la betterave,

Du potiron,

Des lentilles.

Il faut éviter comme très favorable au
développement de l'embonpoint :

Toutes les préparations appelées
pâtes d'Italie.

Le macaroni.

Les fécules.

Les nouilles.

Et tous les mets allemands à base
de farine.

L'on doit mettre dans la même caté-
gorie :

Le pain.

Tous les gâteaux qui constituent la
pâtisserie.

Les biscuits.

Les crêmes.

Les œufs, n'importe leur préparation.

Les fromages.

On appelle chocolat le mélange qui
résulte de l'amande de cacao grillé avec
le sucre et la canelle. On y ajoute quelquefois l'arôme de la vanille, ce qui
donne une grande perfection à cette préparation.

Cet aliment a donné lieu, dans un
temps peu éloigné, à beaucoup de dis-

sertations tendant à savoir s'il était ou
n'était pas nourrissant ; mais depuis que
la chimie a fait les progrès dont nous
nous servons aujourd'hui, il a été constaté que, par ses éléments constituants,
le chocolat ne pouvait être très nourrissant comme la viande, ainsi qu'on
l'avait prétendu ; cependant l'expérience
prouve que c'est une préparation très salutaire et très agréable, et d'une facile digestion, très convenable aux personnes qui se
livrent à une grande contention d'esprit,
aux travaux de la chaire et du bar-
reau.

Quelques observateurs ont avancé que
le chocolat avait pour vertu de rendre
l'embonpoint stationnaire. C'est un
avantage qu'il est important de vérifier.

Cet aliment est bien préférable au café

au lait, qui occasionne souvent des accidents chez les femmes qui en font un usage journalier.

Je ne puis passer sous silence ce que dit du chocolat Brillat-Savarin, le célèbre professeur de gastronomie :

« Que tout homme qui aura bu quelques traits de trop à la coupe de la volupté, que tout homme qui aura passé à travailler une portion notable du temps qu'on doit employer à dormir, que tout homme d'esprit qui se sentira temporairement devenu bête, que tout homme qui trouvera l'air humide, le temps long et l'atmosphère difficile à porter, que tout homme qui sera tourmenté d'une idée fixe qui lui ôtera la liberté de penser, que tous ceux-là, disons-nous, s'administrent un bon demi-litre de chocolat ambré, à raison de 60 à 72 grains d'ambre par demi-kilogramme, et ils verront merveilles. »

J'ai tenu à rapporter cette narration de Brillat-Savarin, parce qu'elle engage à prendre du chocolat, que je considère comme très utile pour entretenir la santé sans porter à l'embonpoint. J'ajouterai que l'on doit avoir soin d'employer de bon chocolat, en se rappelant qu'il n'y a pas de substance que l'on frélate le plus souvent, et qu'ainsi frélatée, ce n'est plus que de la fécule aromatisée, et elle n'est plus propice au corps, elle peut être nuisible à la santé.

Le lait renferme dans sa composition les éléments propres à augmenter tous nos organes, à servir à leur nutrition; il contient de l'azote que l'on trouve dans sa partie caséeuse, une matière grasse,

le beurre, et une matière saccharine, le
sucre de lait.

L'analyse chimique a conduit à ce
résultat remarquable que la composition
de la *caséine* ou matière caséeuse du lait
est identique à la composition de la fi-
brine et de l'albumine du sang, qui sont
de la chair coulante. Sous ce rapport,
le lait est donc très nourrissant.

Le beurre et le sucre que nous venons
de signaler dans ce liquide n'ont rien
dans leur composition qui soit analogue
à celle des chairs. On trouve dans leur
analyse du carbone et les éléments de
l'eau.

Lorsque nous mangeons du lait, nous
prenons donc en même temps une substance qui est apte à la réparation, à
l'augmentation de toutes les parties cons-
tituantes de notre organisation ; mais

comme le carbone et l'hydrogène se trouvent en très grande proportion dans ce liquide, il est nécessaire que les personnes qui ne veulent point prendre d'embonpoint s'en abstiennent. C'est au lait que prennent les enfants, à sa composition chimique, qu'ils doivent leur embonpoint, qui provient également des substances sucrées et gommeuses que l'on donne à ceux que l'on élève sans le sein de leur mère.

CHAPITRE IV.

CHOIX DES BOISSONS.

Avant que de parler de la nature des boissons dont fera usage la personne qui voudra ne point trop engraisser, disons qu'il est d'une grande importance qu'elle boive peu. Les boissons ont en général pour base de l'eau (protoxide d'hydrogène), favorable au développement de la graisse. L'eau ou le protoxide d'hydrogène contient, comme l'indique son nom, beaucoup d'hydrogène, qui est un

des principes constituants de la graisse.
Sauf quelques exceptions, les hommes
ou les femmes chargés d'embonpoint
boivent beaucoup en mangeant, et je
ne doute pas que cette grande quantité
de liquide prise en boisson n'ait contri-
bué considérablement à leur état. Mais,
me dira-t-on, il est dans la nature de
ces personnes de boire ainsi. Je recon-
nais que naturellement certaines personnes boivent plus que d'autres, leur tem-
pérament, ou plutôt leur constitution
les y porte, les y oblige. Lorsque je dis
les y porte, je ne me trompe pas, mais
les y *oblige*, c'est peut-être trop m'a-
vancer. Il y a beaucoup d'habitude dans
toutes nos actions de la vie, et je ne
doute pas que, malgré une disposition
naturelle à beaucoup boire à ses repas,
l'on pourrait s'en abstenir, modérer cette

disposition. Mais combien ne rencontre-
t-on pas de gens qui, sans y réfléchir même,
entretiennent, animent cette disposition
par le choix des mets qu'ils prennent et
par le mode de préparation qu'ils leur
font donner. C'est un instinct secret qui
les porte à agir ainsi dans l'intérêt de la
satisfaction des sens. Il est bon de se
mettre en garde contre de pareils ap-
pétits.

En se modérant sur la quantité des
boissons, il y a encore un choix à faire
parmi elles ; la bière et le cidre, exces-
sivement riches en parties aqueuses et
mucilagineuses, favorisent l'embonpoint.
Prises en grande quantité, elles engour-
dissent plutôt qu'elles n'excitent le cerveau, et nous avons vu que le défaut
d'activité morale, le manque d'occupation de l'esprit disposent à ce résultat.

L'alcool, qui entre pour une portion dans leur composition, loin de nuire au développement de la graisse, y contribue beaucoup par le carbonne qui en est la base. Nous voyons que les hommes qui font excès de cette liqueur, deviennent gros, bouffis, comme l'on dit; mais si l'on vient à les toucher, on a peine à rencontrer sous la peau les muscles, qui sont comme étiolés ou du moins très diminués de volume au milieu des chairs flasques et molles. Si l'on saigne ces personnes, l'on reconnaît que leur sang est pauvre, ou, en d'autres termes, peu riche en principes nourriciers. La graisse, il ne faut pas s'y méprendre, ne prouve pas toujours une richesse de vie; elle doit être au contraire considérée comme une preuve d'atonie, de manque de réaction vitale. C'est ce qui se

passe chez beaucoup de jeunes filles, chez
les personnes privées du grand air et
chez ceux qui font excès de boissons
alcooliques. On m'objectera peut-être, à
l'occasion de ces derniers, qu'on en voit
qui, loin de prendre un grand embonpoint en buvant beaucoup d'eau-
de-vie, sont plutôt dans un état de
maigreur très prononcé. Le fait est vrai,
mais lorsqu'il a lieu, c'est que l'alcool
est mal supporté par quelque organe
important à la vie, et je dois dire qu'à
force de faire un usage exagéré de cette
liqueur, il est rare qu'après avoir été
gros et gras, l'on ne devienne pour ainsi
dire étique, parce qu'à la fin le corps se
fatigue de cet excès, la nutrition n'a plus
lieu d'une manière suffisante, et la des-
truction complète commence.

Ce que l'on a peine à croire d'abord,

5

c'est que les femmes résistent plus longtemps que les hommes à ces sortes d'excès, et qu'elles les portent à un plus haut
degré lorsqu'elles s'y livrent. L'expérience et l'observation démontrent la
vérité de ce fait. Parmi le grand nombre d'exemples que je pourrais citer de
pareils vices, je ne rapporterai que celui
d'une jeune dame, créole d'origine et
habitant Paris, qui buvait chaque jour
un litre d'eau-de-vie sans en être dé-
rangée dans ses facultés, dans ses habitudes sociales, je pourrais dire sans faire
d'excès, et lorsqu'elle en faisait, ce qui
lui arrivait souvent, elle avait besoin de
quelque chose de plus fort que l'eau-
de-vie : elle avait alors recours à l'eau
de mélisse des Carmes pure, dont la base
est de l'alcool à 36 degrés. Elle en buvait la valeur de deux verres ordinaires,

à partir de l'heure de son dîner (six
heures) jusqu'à neuf heures du soir.
Alors elle parlait beaucoup plus qu'à
l'ordinaire, elle tourmentait ses gens, et
lorsqu'elle venait à se mettre au lit, il
lui arrivait presque toujours de ne pouvoir reposer ; dans ce cas elle accusait de
grands maux de tête, des hallucinations ;
elle craignait, me disait-elle, un coup
de sang. Pendant les quatre ou cinq ans
que j'ai été son médecin, je l'ai vue faire
un pareil usage de l'eau-de-vie et ses
excès d'eau de mélisse des Carmes. Elle
marchait peu ou presque pas, elle sortait
le plus souvent en voiture, se levait tard,
et ne mangeait presque jamais de viande à
moins qu'elle ne fût fortement épicée par
le poivre rouge ou le piment. Avec ce
genre de vie, elle engraissait à vue d'œil ;
déjà forte, lorsque je la connus, elle était

toute déformée par la graisse lorsque je
l'ai perdue de vue ; mais elle avait toujours son teint clair et des lèvres roses.
Je ne pouvais en réalité attribuer qu'à
l'abus des liqueurs alcooliques l'embonpoint de cette dame. Le kirchenwaser,
le rhum et toutes les liqueurs alcooliques
agissent dans le même sens sur l'économie humaine.

La boisson naturelle à l'homme, c'est
l'eau ; mais puisque l'homme n'est plus
dans son état de nature première, que
la civilisation a changé sa manière d'être,
ses habitudes, son genre de vie, il doit
également modifier ce qui de prime a-
bord était destiné à ses usages. L'eau
qu'il emploie pour boisson est heureu-
sement modifiée par le vin, qui lui enlève l'âcreté qu'elle pourrait avoir ; il
la rend tonique et légèrement excitante

pour les estomacs qui en ont besoin ; elle facilite ainsi la digestion. Deux verres d'eau rougie par le vin doivent grandement suffire pour la boisson d'une femme à son dîner, et trois verres à un homme.

Le vin pur ne peut servir de boisson aux gens du monde. Pris sous cette forme, il ne calmerait point leur soif, il exciterait trop leur estomac, il l'irriterait même, en occasionnant l'inflammation ; il n'y a que les manœuvres, les hommes toujours en mouvement qui peuvent boire du vin pur sans accident ; leur constitution leur permet même d'en prendre de quelques espèces chargées de principes excitants qui ont fort peu d'action sur eux et qui donneraient des maladies aux gens sédentaires ou privés d'un exercice continuel.

Le vin par sa nature n'est nullement

nourrissant; en d'autres termes, il ne
contient point de principes nourriciers
pour le corps, et pris en très grande
quantité, il contribue considérablement
au développement de la graisse par le
carbone de sa partie alcoolique et par
l'hydrogène de l'eau qu'il contient;
aussi les hommes qui font souvent excès
de vin (si les organes peuvent le supporter en grande quantité), deviennent
promptement bouffis. gros et gras. Le
développement de cet état est encore fa-
vorisé par l'action enivrante du vin, qui
rend l'esprit lourd et produit l'insou-
ciance que nous avons déjà dit être très
apte à faire engraisser.

Beaucoup de vins blancs ordinaires,
de Bordeaux et de Bourgogne, sont diu-
rétiques et favorisent moins le développement de la graisse que les vins rouges,

mais ils sont sujets, par un usage habituel, à agacer les nerfs et l'estomac.

Le vin de Champagne mousseux est pour la plupart du monde, pour les femmes surtout, un véritable nectar qui rend ceux qui en boivent, même en petite quantité, contents et joyeux. En outre du carbone qui se trouve dans sa partie alcoolique, il en contient encore sous la forme de gaz acide carbonique qui lui fait faire explosion. Ce vin serait certainement bien capable de faciliter généralement l'embonpoint. Je dis généralement, parce qu'on a observé que quelques personnes, en très petit nombre il est vrai, ne peuvent le supporter, il empêche la digestion chez elles et leur occasionne des malaises. Cela est dû sans doute à une trop grande susceptibilité des nerfs qui sont péniblement impres-

sionnés par le gaz acide carbonique libre
qui se trouve dans ce vin.

Le thé, par sa nature, est une des
substances les plus aptes à faire maigrir;
mais l'infusion de ses feuilles, telle qu'on
la prend habituellement, peu concentrée
et chaude, agit dans le sens opposé.
D'abord toutes les boissons chaudes favorisent le développement de la graisse,
et le peu de principe du thé qui se trouve
dans l'infusion dont on se sert généralement ne fait que de favoriser l'absorption de l'eau chaude et du sucre que l'on
y ajoute.

On ne s'expliquera jamais, a dit un
grand chimiste, comment les hommes
ont eu pour la première fois l'idée de
s'administrer l'infusion des feuilles de
certains arbrisseaux ou la décoction de
certaines graines torréfiées; on ignore

comment cet usage est devenu un besoin si général pour des nations entières. Mais il est certainement encore plus curieux de voir que les effets bienfaisants du thé et du café doivent être attribués à une seule et même matière, bien que ces deux plantes appartiennent à des familles entièrement différentes. L'usage du thé et du café ne s'est rencontré d'abord que chez les nations vivant de préférence d'une nourriture végétale.

L'infusion du café agit, comme celle du thé. Elle favorise le développement de l'embonpoint, si elle est légère, parce qu'ici ce n'est presqu'une boisson aqueuse chaude; mais si elle est très concentrée, elle s'y oppose en excitant le système nerveux et en précipitant trop rapidement la digestion. Ainsi une infusion de café très concentrée est une bonne li-

5.

queur pour combattre l'embonpoint; elle
agira d'autant plus sûrement dans ce
sens qu'on la prendra lorsqu'il y aura
peu ou point d'aliments dans l'estomac.

Il est bon cependant d'en user avec
une certaine prudence, de ne pas porter
la prise chaque jour à une trop forte
dose, car il pourrait en arriver des accidents dont le plus léger serait l'insomnie. Cette insomnie, disons-le en
passant, n'est pas pénible comme celle
provenant de tout autre cause. Pendant
qu'on est sous son influence, on a des
perceptions très claires et nulle envie de
dormir. On n'est pas tourmenté ni mal-
heureux d'esprit, mais si cet état se ré-
pétait souvent, il troublerait la santé.

Lorsque l'on veut se soumettre à l'u-
sage du café noir, il faut commencer par
en prendre après les repas du matin une

petite quantité (60 grammes environ),
que l'on peut facilement doubler ensuite.
Le café pris en trop grande quantité
porte au marasme.

La bière engendre l'obésité, il faut
éviter son usage.

Brillat-Savarin dit avoir vu à New-
York un nommé Edouard qui passait sa
vie assis dans un fauteuil. « Il avait cinq
pieds dix pouces mesure de France, et
comme la graisse l'avait gonflé en tous
sens, sa circonférence était de huit pieds.
Ses doigts rappelaient ceux de l'empe-
reur romain à qui les colliers de sa femme
servaient d'anneaux. Ses bras et ses cuis-
ses étaient tubulés de la grosseur d'un
homme de moyenne stature, et il avait
les pieds comme ceux d'un éléphant, cou-
verts par l'augmentation de ses jambes.
Le poids de la graisse avait fait bâiller

la paupière inférieure ; mais ce qui le
rendait hideux à voir, c'étaient trois
mentons en sphéroïdes qui lui pendaient
sur la poitrine dans la longueur de plus
d'un pied , de sorte que sa figure pa-
raissait être le chapiteau d'une colonne
torse.

» Dans cet état, Edouard passait sa
vie près de la croisée d'une salle basse
qui donnait sur la rue, et buvait de temps
en temps un verre d'ale, dont un pitcher
de grande capacité était toujours auprès
de lui. »

CHAPITRE V.

PRÉCEPTES MÉDICINAUX POUR DIMINUER L'EMBONPOINT.

Les moyens exposés ci—devant et fondés sur la physiologie, la chimie, et sur le choix des aliments, sont excellents pour arrêter dans son accroissement un embonpoint qui menace de devenir extraordinaire. Cependant, si puissants que soient ces moyens, ils n'ont un véritable succès que lorsqu'ils sont aidés du secours de médicaments énergiques, modifiant plus promptement les tissus de nos organes. Il est important pour les personnes qui voient leur embonpoint augmenter, de porter une ceinture que j'appelle anti-obésique. Cette ceinture s'adapte par son milieu sur les parois du ventre; les extrémités vont faire le tour des reins pour revenir se boucler par devant. Il arrive, lorsque la graisse augmente autour des intestins, que la masse qui en résulte trouvant une résistance solide du côté du dos, pousse en avant les parois du ventre. Chez quelques personnes les parois résistent convenablement, et le ventre est dans une grosseur proportionnée à celle du corps, mais chez d'autres, elles cèdent beaucoup trop facilement, de sorte qu'il en résulte une proéminence fort désagréable. Dans ces conditions, la ceinture anti-obésique est indiquée. Faite en tissu de caoutchouc

très fin, elle n'augmente point par elle-
même la grosseur du ventre qu'elle empêche de céder au poids des intestins, et
qu'elle tend toujours à faire diminuer.

On ne doit jamais quitter cette ceinture, ou du moins que fort rarement,
et ce doit être alors pour se mettre au lit.
Si on l'ôtait tous les soirs, les bienfaits
qu'elle aurait produits pendant le jour
s'évanouiraient durant la nuit.

Que de femmes dont les parois abdo-
minales, relâchées par une ou plusieurs
grossesses, sont restées avec un gros
ventre, parce qu'elles ont négligé d'employer la ceinture anti-obésique pendant
un an ou deux après leur accouchement! car il faut bien ce temps pour
redonner à la peau de cette partie du
corps le ton et la force qu'elle a perdus
dans la grande distension à laquelle elle

a été soumise, distension qui est allée jusqu'à en déchirer l'épiderme, ainsi qu'on est à même de le voir par ces marques blanches, nacrées, qui se trouvent en plus ou moins grand nombre sur le ventre des femmes qui ont eu des enfants.

Il est difficile, en général, de fixer le temps qu'il faut porter la ceinture anti-obésique; on peut la quitter après une année de son emploi, lorsqu'on est revenu au point désiré et quand on y est resté stationnaire pendant quelques mois. Faite, comme nous l'avons dit, en tissu de caoutchouc, cette ceinture revient, par sa qualité élastique, sur elle-même, et presse sans cesse modérément le ventre. Cependant, avec le régime que nous avons indiqué, c'est-à-dire en se nourrissant sous un petit volume, et par l'effet de notre liqueur anti-obésique, le

ventre diminue très promptement d'ampleur, et au bout de quelques semaines
l'élasticité de la ceinture ne suffit plus
pour agir assez efficacement, il est nécessaire d'éloigner les agrafes attachées
à ses extrémités.

On doit user d'une grande réserve
dans l'emploi des médicaments pour
combattre l'embonpoint. Comme il n'y
a pas péril en la demeure, qu'on a le
temps d'agir, il faut se garder d'or-
donner des substances trop énergiques;
il ne serait pas raisonnable de soumettre
une personne qui veut simplement modifier l'état de son embonpoint ou de sa
maigreur, à prendre chaque jour une
masse de médicaments, aussi est-ce sous
la forme la plus petite que nous les pres-
crivons, c'est-à-dire qu'aidé des progrès récents de la chimie, nous avons

composé une liqueur très concentrée qui
se prend à doses je puis dire homœopa-
thiques, et qui, en petite quantité, agit
contre l'obésité avec beaucoup de force.

Les éléments dont cette liqueur est ex-
traite ne doivent point être un mystère.
Sachant que les savons se dissolvent facilement et sont composés d'alcalis et de
graisse, j'ai été convaincu qu'en introdui-
sant dans l'économie une substance alcaline énergique, elle se combinerait avec
la graisse et en formerait un savon. Les
éléments de ma liqueur sont donc des
alcalis ou à base alcaline ; leur vertu est
de se combiner avec la graisse, d'en former une sorte de savon qui se dissout
alors facilement et est éliminé de l'é-
conomie.

C'est ainsi, du moins, que j'explique
les succès que j'ai obtenus dès l'année

1846 , époque laquelle remontent mes premiers essais dans ce mode de traitement. Ses heureux effets ont toujours porté sur la santé en général et n'ont jamais occasionné le plus petit sujet de plainte de la part des personnes qui s'y sont soumises. Je suis convaincu que le bien-être qui est survenu après l'emploi de ma liqueur anti-obésique provenait de ce qu'en diminuant la quantité de graisse qui se trouvait en profusion au milieu des organes importants de la vie, cette liqueur désobstruait les conduits, facilitait ainsi la circulation du sang et l'épuration des humeurs; car on ne doit pas oublier que si la graisse augmente visiblement à l'extérieur, elle se multiplie également à l'intérieur, où elle gêne le jeu des organes les plus précieux. On ordonne avec succès les savons, comme

fondants, aux personnes atteintes d'ob-
structions au foie, qui ont le foie gras,
comme l'on dit; mais ses succès ne peuvent être attribués qu'à une partie de
l'alcali contenu dans le savon, qui s'en
détache et s'unit à la graisse du foie et
forme un autre savon qui, étant très so-
luble, comme tous les savons, est facilement éliminé du corps.

C'est à la faculté désobstruante de ma
liqueur anti-obésique à base alcaline que
j'attribue son pouvoir pour faire diminuer le volume des jambes gonflées,
empâtées, comme cela se remarque chez
beaucoup de dames chargées d'embonpoint. Tous les conduits ou canaux qui
servent à l'épuration des humeurs des
membres inférieurs passent dans le foie;
alors, aussitôt que cet organe est aug-
menté de volume et épaissi par un sur-

croît de graisse, ces canaux se trouvent obstrués et les humeurs ne peuvent plus y circuler; elles stagnent dans les parties inférieures du corps dont elles occasionnent le gonflement qui, fort souvent, finit par être accompagné de plaies, d'ulcères provenant de cette stagnation des humeurs qui demandent à sortir, et y parviennent en ulcérant la peau et en se faisant jour.

Ces accidents morbides que l'on observe chez les hommes comme chez les femmes, mais moins fréquemment, ont cela de remarquable que pendant un certain laps de temps, le gonflement des jambes, qui commence toujours près du pied, disparaît dans les premiers temps durant la nuit, de sorte qu'en se levant le matin il n'y a plus de gonflement; ce n'est que dans la journée qu'il se déve-

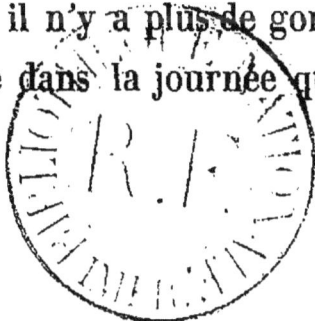

loppe pour paraître le soir dans toute
son ampleur. Lorsque les choses se passent ainsi, c'est que les vaisseaux par
où les humeurs et le sang circulent au
milieu du foie ne sont pas complétement
obstrués. Dans la position horizontale,
ces liquides n'ont pas besoin d'aller contre les lois de la pesanteur pour revenir
des jambes au foie, ainsi que cela a lieu
dans la station debout.

Un des grands services que rend la liqueur anti-obésique, c'est qu'en détrui-
sant la trop grande quantité de graisse
qui se trouve dans le corps des femmes,
elle les rend plus aptes à la conception,
elle fait cesser la stérilité chez elles, et
lorsqu'elles sont mères ayant perdu leur
embonpoint, elles mettent leurs enfants
au monde avec moins de peine et moins
de danger.

Des médecins, appuyés de quelques auteurs, mettent en doute que l'excès d'embonpoint puisse être une cause de stérilité.
L'avis contraire est partagé avec raison
par le plus grand nombre. Un professeur
d'accouchement de la Faculté de Paris, en
expliquant dans ses cours comment l'embonpoint pouvait nuire à la conception,
ne manquait jamais de rappeler la pratique des paysans de son village, qui s'em-
pressaient de porter au marché celles de
leurs poules qui prenaient trop de graisse,
parce qu'elles cessaient alors de donner
beaucoup d'œufs.

Nous ne reviendrons pas sur les maladies que nous avons dit, dans un autre
chapitre, être produites par l'embonpoint outré, et contre lesquelles on se
préserve en diminuant cet embonpoint.
Nous n'avons pas parlé des maladies de

la peau ; cependant il est à remarquer
que c'est le plus souvent sur des personnes grasses que l'on trouve ces affec-
tions. Le défaut de circulation du sang
veineux et des humeurs doit être, certes,
souvent la cause du mal. La couperose,
les taches sur la figure, les eczémas, etc.,
peuvent certainement avoir leurs sour-
ces dans la stagnation du sang veineux
et des humeurs. La persévérance des
maladies de la peau, l'impossibilité de les
guérir par des moyens locaux et leur
disparition après l'emploi des dépuratifs
et mieux des alcalis me donnent la con-
viction que je ne professe pas une erreur.

La vogue méritée dont jouissent depuis
déjà longtemps les substances alcalines
données à l'intérieur contre les maladies de la peau, n'est fondée que sur les
succès, que par les guérisons qu'on ob-

tient par ce moyen : son mode d'action
n'a pas encore été expliqué, ni physio-
logiquement, ni physiquement. Pourquoi ne pas dire que le sous-carbonate
de soude, dans ces cas, est un dépuratif,
puisqu'il clarifie les humeurs, et qu'il
agit ainsi en se combinant avec la graisse
(qui n'est qu'une humeur fluide pendant
la vie), avec laquelle il forme un savon
qui se dissout promptement par la chaleur et l'humidité, et qui, à l'état de
dissolution, est éliminée du corps par
les différentes voies d'excrétion fournies
par la nature? J'avais donc raison de
dire que les maladies de la peau pou-
vaient provenir d'un amas de graisse
dans les organes, puisque c'est ainsi que
l'on peut expliquer théoriquement les effets réellement curatifs des alcalis dans
ces maladies. En effet, en examinant

bien ce qui se passe chez les personnes
en traitement pour une dartre ou une
autre affection de la peau, l'on ne par-
vient à la guérison que lorsque le malade ou la malade ont un peu perdu de
leur embonpoint. Je vais mieux, disent—ils, mais je m'aperçois que je mai-
gris. N'est-ce point là l'effet du médicament alcalin anti—obésique? Il est de
la nature de celui que nous ordonnons
contre l'obésité. Notre médicament est
donc bon contre les maladies de la peau,
contre les taches à la figure, la couperose, les dartres, etc., parce que tout
cela tient, nous le répétons, à un embarras dans la circulation des humeurs
et du sang veineux.

Mais revenons à notre principal sujet, à l'embonpoint outré ou à celui qui
menace de le devenir; ma liqueur anti-

obésique, telle qu'elle est composée aujourd'hui, est le remède le plus efficace que je connaisse et qui, je crois, puisse être employé pour faire cesser l'obésité ou la combattre. On en prend chaque matin dix à douze gouttes, ni plus ni moins, dans un quart de verre d'eau sucrée. Beaucoup de personnes sont portées à outre-passer la dose d'un médicament qu'on leur prescrit, dans l'espérance d'arriver plus promptement à la guérison; c'est toujours à tort, et ici on ne le ferait pas sans inconvénient, je dis même sans danger pour la santé, parce que notre remède est très concentré, très énergique, et si l'on en prenait chaque jour plus que la dose prescrite, on s'exposerait à être obligé d'en cesser l'usage avant le temps voulu pour arriver au résultat désiré.

Aucune tisane ne doit et ne peut venir en aide à la liqueur anti-obésique. Seulement il est important que, lorsqu'elle arrive dans l'estomac, elle trouve cet organe vide de tout levain ou résidu de la digestion dans lesquels elle pourrait se confondre et perdre ainsi sa vertu. Afin d'éviter cet inconvénient, et pour être certain qu'on agira toujours sûrement, la personne qui sera au régime anti-obésique boira, un quart d'heure avant de prendre la liqueur, un verre de soda-water des Anglais.

Il est difficile de rester longtemps sans manger après avoir pris la liqueur anti-obésique; le vide qu'elle occasionne dans l'estomac, sa qualité anti-nourrissante invitent le corps à prendre promptement quelque chose de substantiel propre à réparer la perte qu'il fait; mais il ne faut pas se laisser entraîner aux caprices d'un appétit qui, s'il était satisfait, détruirait toute la vertu du traitement ; on a soin alors d'avoir chez soi une boîte de pastilles de magnésie calcinée, on prend une de ces pastilles de cinq minutes en cinq minutes jusqu'au nombre de six s'il le faut, et alors on attend très facilement une heure qui doit s'écouler depuis la prise de la liqueur jusqu'au moment de se mettre à table pour déjeuner.

CHAPITRE VI.

PRÉCEPTES POUR AUGMENTER L'EMBON-POINT.

Nous ne chercherons point à appuyer nos préceptes tendant à augmenter l'embonpoint, sur des faits physiologiques et sur des expériences chimiques; ces préceptes découlent directement de ceux que nous avons exposés pour s'opposer au développement de l'embonpoint.

A cette occasion nous avons démontré sur quelles raisons solides nous fondions notre raisonnement; nous nous bornerons donc ici à donner les moyens qu'il faut suivre pour faire diminuer la maigreur.

Tout en reconnaissant les causes de l'obésité et en se servant de cette connaissance pour trouver les moyens de combattre la maigreur, on ne peut se dissimuler qu'il y a une prédisposition naturelle chez beaucoup de personnes à devenir les unes d'un fort embonpoint et les autres à rester dans un état de maigreur exagéré. Et cette disposition naturelle à se trouver dans un de ces deux états si différents, peut, pour l'observateur physiologiste, être reconnue déjà dans le jeune âge, dans l'adolescence. C'est dans les traits de la figure que l'on découvre la prédisposition à prendre telle ou telle de ces deux conditions physiques. Le jeune homme ou la jeune fille qui sont menacés de l'obésité ont le visage large et court, les yeux ronds et le nez obtus, les mains et les pieds courts et rondelets; et la jeune personne qui est dotée d'une figure un peu longue, ou du moins sans largeur remarquable, qui a un nez pointu, les mains et les pieds un peu longs, est à peu près cer-taine de n'être jamais affligée de l'obé-sité; elle devra bien plutôt se prémunir contre la maigreur. C'est en tenant ainsi compte des observations ci-dessus, qui sont réelles, fondées, que l'on peut dès le jeune âge, par le régime et le genre de vie, prévenir l'état d'obésité ou de mai-greur dont on est menacé. L'on par-vient en toute assurance à diminuer l'em-bonpoint, parce qu'il s'agit ici d'une chose claire et facile à saisir, c'est d'em-pêcher une fonction qui s'exécute trop bien, c'est de l'enrayer et de dimi-

nuer, de détruire même ses produits,
tandis qu'il n'est pas toujours aussi
facile d'arriver à faire disparaître un
état de maigreur exagéré. Nous avons
dit plus haut qu'il y avait, comme pour
l'obésité, une prédisposition naturelle à
la maigreur, et on peut combattre celle
qui provient de cette prédisposition, mais
il peut arriver qu'elle soit causée par
une imperfection d'un des organes importants à l'entretien de la vie; elle peut
provenir, par exemple, d'une affection
chronique du cœur saisi de palpitations
à la plus petite émotion, ce qui trouble
les fonctions réparatrices; la maigreur
peut être entretenue encore par un mauvais estomac, qui admet peu d'aliments
et les digère avec difficulté. Les intestins peuvent être également affectés de
quelque altération qui empêche l'absorp-

tion suffisante des sucs nourriciers, absorption que nous avons dit se faire
chez eux.

Il y a des existences tellement dispo-
sées, que parmi les organes qui concourent à l'entretien de la vie, il s'en
trouve un ou deux qui, sans être dans
un état de maladie proprement dit, fonc-
tionnent mal et empêchent ainsi un embonpoint convenable de se développer, signe ordinaire de la santé. Il est donc préalablement important de rechercher si une
personne maigre n'a point quelque dé-
rangement, quelque trouble dans une
des fonctions de la vie, si elle n'a point
quelque organe défectueux; car il fau-
drait alors avant tout corriger, faire
cesser la défectuosité ou le trouble,
causes premières de la maigreur.

La principale condition à remplir

pour engraisser est de manger suffisamment; mais, dira-t-on, on voit des personnes qui mangent beaucoup et qui restent maigres. Je répondrai que, parmi ces personnes, il s'en trouve, et en grand nombre, qui digèrent mal, imparfaitement les aliments, et chez lesquelles le produit de cette mauvaise digestion est éliminé du corps sans qu'il serve à la réparation, à l'augmentation des organes; parmi celles qui digèrent bien, il y en a qui ont un régime, un genre de vie, des habitudes qui empêchent chez elles le développement de l'embonpoint.

Il faut éviter autant que possible de manger seul, l'appétit est alors bientôt satisfait, ou si l'on mange beaucoup, c'est avec trop de précipitation, ce qui dispose à une mauvaise digestion et partant à une mauvaise nutrition du corps.

Il est d'observation que les hommes qui
ont un grand embonpoint aiment à dîner
en ville ou à avoir du monde à leur table. Ils y sont poussés par un heureux
instinct de la nature qui leur dit que
c'est dans ces conditions que le corps est
disposé à prendre le plus de nourriture
et à le mieux digérer. Si l'on jette en
effet un regard comparatif sur ce qui
se passe lorsque l'on dîne seul ou lorsque l'on dîne en ville, on est tout étonné
de reconnaître qu'en prenant tant d'aliments et en buvant du vin et des liqueurs, dans la dernière hypothèse, loin
d'avoir été malade, on n'en ait qu'é-
prouvé le lendemain un sentiment de
force et de disposition à recommencer.
On ne revient pas de l'idée d'avoir pu
accepter de presque tous les plats d'en-
trée, d'avoir pris du rôti, d'avoir mangé

7

avec bonheur des mets sucrés et d'avoir goûté des fruits confits et glacés, etc., etc.

C'est qu'en société l'on mange moins vite qu'étant seul ; la conversation ordinairement légère, agréable, qui se tient à table dispose au bien-être en donnant à l'estomac le temps de digérer les aliments presque au fur et à mesure qu'ils lui sont présentés. L'ordre et l'harmonie qui règnent toujours sur une table autour de laquelle sont réunies plusieurs personnes, flattent l'œil et excitent l'estomac. Les attentions, les prévenances qui se trouvent également dans ces sortes de repas sont d'un heureux effet sur la digestion. Parmi les classes de la société, celle des prêtres offre très souvent des exemples d'un embonpoint prononcé, quelquefois de l'obésité même ; et il n'y a pas d'hommes qui dînent en ville plus

souvent qu'eux. Les maîtres de maison,
honorés de leur présence, s'acquittent,
en leur donnant à dîner, des services
que ces messieurs sont à même de rendre
et rendent chaque jour en grand nombre; aussi ces dignes abbés ont-ils bientôt une horreur de dîner seuls, et quand
ils n'ont pas d'invitation, ils s'entendent
entre confrères pour faire un repas où la
gaîté et le confortable se rencontrent
souvent; et, je le répète, tous ces messieurs ont un embonpoint prononcé.
L'état de maigreur de quelques-uns tient
sans doute à ce que je pourrais appeler
un vice de conformation dans l'appareil digestif.

N'est pas gourmet qui veut; il est
des individus à qui la nature a refusé
une finesse d'organisation, une tenue
d'attention sans lesquelles les mets les

plus succulents passent inaperçus. C'est
un véritable défaut de nature, mais qui
est susceptible d'être corrigé et même
détruit. Le sens du goût peut être obtus
comme celui de l'ouïe, mais l'un et l'autre
sont capables d'éducation et d'une éducation remarquable. Avec un peu d'attention et de persévérance, on parvient facilement à dîner comme il faut; ce qui vient
le plus souvent s'y opposer, ce sont les passions de l'âme, l'ambition démesurée,
l'amour de l'argent, etc., etc. Contre de
tels travers, de tels défauts, la science de
l'homme ne reconnaît pas de remède, la
nature seule y peut quelque chose en modifiant d'une manière extrême la disposition des personnes ainsi organisées, mais
par une secousse, une perturbation ordinairement très fortes, trop fortes pour
être imitées sans danger par le médecin.

Mais c'est aux personnes raisonnables que nous nous adressons, à celles qui, loin de sacrifier leur corps aux entraînements d'une imagination délirante, veulent le conserver, le fortifier, et elles y parviendront en prenant du plaisir à manger, à rester longtemps à table, et en choisissant les mets reconnus pour être favorables au développement de l'embonpoint.

Toute femme maigre qui veut engraisser doit, avant tout, penser à table au but qu'elle se propose ; elle doit ne point manger pour manger seulement, il faut qu'elle goûte les mets, qu'elle les apprécie en les prenant lentement, afin de donner le temps aux puissances assimilatrices de faire une bonne digestion, dont une partie se tournera en graisse. Cependant un choix doit être

fait parmi les aliments, dont un certain
nombre est spécialement apte au développement de la graisse. Brillat-Savarin, ce grand maître en gastronomie et
grand observateur de ce qui résulte des
plaisirs de la table, a apprécié d'une manière assez juste les effets des aliments
relativement à l'embonpoint.

Voici ce qu'il rapporte sous la forme
de dialogue, page 36 de son ouvrage de
la *Physiologie du Goût*. Ce dialogue
est, dit-il, le résultat de plus de cinq
cents conversations qu'il a eues avec ses
voisins de table, menacés ou affligés
d'obésité.

L'OBÈSE. — Dieu! quel pain délicieux!
Où le prenez-vous donc?

MOI. — Chez X..., boulanger, mon
voisin.

L'OBÈSE. — J'en prends note; je mange

beaucoup de pain, et avec de pareilles flûtes, je me passerais de tout le reste.

AUTRE OBÈSE. — Mais que faites-vous donc là? vous recueillez le bouillon de votre potage et vous laissez ce beau riz de Caroline.

MOI. — C'est un régime particulier que je me suis fait.

L'OBÈSE. — Mauvais régime! Le riz fait mes délices, ainsi que les fécules, les pâtes et autres pareilles; rien ne me nourrit mieux, à meilleur marché et avec moins de peine.

UN OBÈSE RENFORCÉ. — Faites-moi le plaisir, Monsieur, de me passer les pommes de terre qui sont devant vous; au train dont on va, j'ai peur de ne pas y être à temps.

MOI. — Monsieur, les voilà à votre portée.

L'OBÈSE. — Mais vous allez sans doute vous servir; il y en a assez pour deux; après nous le déluge.

MOI. — Je n'en prendrai pas; je n'estime la pomme de terre que comme préservatif contre la famine; à cela près, je ne trouve rien de plus éminemment fade.

L'OBÈSE. — Hérésie gastronomique! Rien n'est meilleur que les pommes de terre; j'en mange de toutes les manières, et s'il en paraît au second service, soit à la lyonnaise, soit au soufflé, je fais ici mes protestations pour la conservation de mes droits.

UNE DAME OBÈSE. — Vous seriez bien bon si vous envoyiez chercher pour moi ces haricots de Soissons que j'aperçois au bout de la table.

Moi. — Après avoir exécuté l'ordre et en chantant tout bas sur un air connu :

Les Soissonnais sont heureux,
Les haricots sont chez eux.....

L'obèse. — Ne plaisantez pas, c'est un vrai trésor pour ce pays-là. Paris en tire pour des sommes considérables. Je vous demande grâce aussi pour les petites fèves de marais que l'on appelle fèves anglaises ; quand elles sont encore vertes, c'est un manger délicieux.

Moi. — Anathème aux haricots! anathème aux fèves de marais !

L'obèse, *d'un air résolu.* — Je me moque de votre anathème : ne dirait-on pas que vous êtes à vous seul tout un concile ?

Moi, *à une autre.* — Je vous félicite sur votre belle santé. Il me semble, Madame, que vous avez un peu engraissé

7.

depuis la dernière fois que j'ai eu
l'honneur de vous voir?

L'obèse. — Je le dois probablement
à mon nouveau régime.

Moi. — Comment donc?

L'obèse. — Depuis quelque temps je
déjeune avec une bonne soupe grasse,
un bol comme pour deux, et quelle soupe
encore! la cuillère y tiendrait droite.

Moi, *à une autre.* — Madame, si vos
yeux ne me trompent pas, vous accep-
terez un morceau de cette charlotte; et
vais-je l'attaquer en votre faveur?

L'obèse. — Eh bien! Monsieur, mes
yeux vous trompent, j'ai ici deux objets
de prédilection et ils sont du genre mas-
culin: c'est ce gâteau de riz à côtes do-
rées et ce gigantesque biscuit de Savoie;
car vous saurez, pour votre règle, que
je raffole de pâtisseries sucrées.

Moi, *à une autre*. — Pendant qu'on politique là-bas, voulez-vous, Madame, que j'interroge pour vous cette tourte à la franchipane?

L'obèse. — Très volontiers : rien ne me va mieux que la pâtisserie. Nous avons un pâtissier pour locataire, et, entre ma fille et moi, je crois que nous absorbons le prix de la location et peut-être au-delà.

Moi, *après avoir regardé la jeune personne*. — Ce régime vous profite à merveille; mademoiselle votre fille est une très belle personne.

L'obèse. — Eh bien! croiriez-vous que ses compagnes lui disent quelquefois qu'elle est trop grasse?

Moi. — C'est peut-être par envie...

L'obèse. — Cela pourrait bien être.

Au surplus, je la marie, et le premier enfant arrangera tout cela.

C'est par des observations semblables que Brillat-Savarin parvint, sans être médecin ni chimiste, à établir sa théorie qui admet que la cause de l'excès de l'embonpoint prend sa source principale dans une alimentation trop chargée d'éléments féculents et farineux, théorie qui est au fond la même que la nôtre; nous ne différons avec cet observateur que sur l'emploi de quelques aliments dont la nature ne lui était pas parfaitement connue.

Nous classons parmi les substances propres à engraisser, les ragoûts, le poisson à toutes sauces, les fécules, le riz sous toutes les formes, les pâtes d'Italie, les macaronis, les biscuits de Savoie, les babas, les pâtisseries en général. Le

pain, les œufs, les laitages, les potages
(au maigre principalement), les purées,
les légumes avec leurs sauces, sont très
utiles pour faire cesser la maigreur.

Avec ces substances alimentaires, on
est obligé de manger souvent, de faire
au moins trois repas par jour, ce qui
est favorable au but qu'on se propose;
car plus l'on mange souvent, plus le
corps prend d'ampleur et d'embonpoint. C'est seulement alors et voulant
corriger des formes par trop grêles données par la nature, qu'il est permis de
manger sans avoir faim.

On boira beaucoup à ses repas; l'eau
pure, sucrée, mêlée au vin, sont indi-
quées ainsi que le thè léger et les grogs.
Il serait très utile de boire chaud si l'on
pouvait s'y accoutumer, parce que les
boissons chaudes facilitent l'absorption.

La bière est une préparation très apte à augmenter l'embonpoint. Il en est de même du cidre nouveau qui n'est point aigre.

Il est nécessaire d'éviter l'usage des vins acides purs ou coupés avec de l'eau. Il est bon de ne jamais prendre de café noir aussi concentré qu'on le prépare en France, d'éviter l'emploi des limonades au repas comme au milieu du jour. L'on peut boire un peu d'eau–de–vie et des liqueurs de toutes espèces.

Il faut encore, pour engraisser, rester au lit le plus longtemps possible, en se couchant de bonne heure. Le sommeil du soir est toujours plus réparateur que celui du matin. Dans aucune action de la vie, la nature ne démontre mieux que dans celle de dormir que tout pour nous n'est qu'habitude. Une personne

qui d'ordinaire ne dort que six heures
peut très bien s'habituer à dormir dix
heures. Celle qui veut engraisser arri-
vera facilement à ce régime.

Nous avons vu que les mouvements
étaient favorables à la maigreur, il faut
donc les éviter pour prendre de l'embonpoint, être avare de ses pas, même
dans son appartement, et lorsque l'on a
quelque visite ou quelque course à faire,
il est bon alors de prendre une voiture,
et de choisir celle qui porte le plus
doucement. Nous avons fait remarquer
qu'une des causes de l'embonpoint des
dames riches venait de ce qu'elles allaient rarement à pied.

Ne monter jamais à cheval ; cet exercice, qui est bon pour diminuer l'embonpoint, doit être évité par ceux qui
ont besoin de le voir augmenter chez

eux. L'on m'objectera peut-être à cette
occasion que l'on voit des hommes dont
le métier est de monter à cheval et qui
ont un embonpoint très prononcé. Cela
se remarque principalement parmi les
officiers de cavalerie. L'observation est
juste ; mais voici comment il faut l'expliquer. Celui qui monte à cheval se livre
à un exercice très actif en faisant toutes
sortes de mouvements pour rester en
équilibre, pendant que le corps éprouve
des secousses très répétées, occasionnées
par la marche du cheval. Si le cavalier
est d'une constitution fort robuste et qu'il
prenne une nourriture fort substantielle,
cet exercice lui facilitera les fonctions
digestives et les absorptions, de sorte que
son corps en prendra du volume. Il faut,
je le répète, pour qu'il en soit ainsi,
que le cavalier ait une constitution ex-

trêmement robuste. Aussi est-ce le plus
petit nombre des officiers de cavalerie
qui présentent de l'embonpoint, et il
faut remarquer que ce petit nombre se
trouve parmi ceux qui sont déjà d'un
âge fait et dont le corps a pu s'habituer
à la fatigue.

Pour être dans le vrai, pour exposer
ce qui se passe le plus généralement, il
faut dire que la majorité des cavaliers de
l'armée, officiers et soldats, éprouvent
d'abord de grandes fatigues de l'exercice
du cheval ; les jeunes gens qui arrivent
dans un régiment de cavalerie commen-
cent bientôt à maigrir, et malgré l'habitude qu'ils en contractent, ils restent
maigres. Il est encore constant qu'à la
suite des inspections qui se font chaque
année dans l'armée, les chefs de corps
de cavalerie sont obligés de demander à

ce que plusieurs de leurs hommes soient renvoyés dans la troupe à pied, parce qu'ils ne peuvent supporter l'exercice du cheval qui dérange leur santé, et qui les ferait indubitablement périr si on continuait de les y soumettre.

L'exercice du cheval est donc contraire à l'embonpoint et devra être évité par celui qui veut que le sien augmente, à moins qu'il ne choisisse une monture fort douce et qu'il n'ait le soin de la faire marcher au pas.

C'est qu'en allant très doucement à cheval on se livre à un mouvement presque passif qui se rapproche beaucoup de celui auquel on est soumis dans une voiture suspendue. Alors on se trouve dans des conditions favorables au développement de l'embonpoint, car, nous le répétons, les promenades en voiture sont très utiles pour parvenir à ce résultat.

Les saignées du bras, les bains chauds longtemps prolongés et souvent répétés sont d'un grand secours pour faire engraisser; ils sont aidés en cela par le séjour dans un climat humide, par l'habitation dans un appartement sombre, garni de beaucoup de meubles et de rideaux, et qui est à l'abri de l'air vif.

Il est bon de faire, dans toute circonstance, usage de toutes les substances qui portent à l'engourdissement de l'esprit, à l'indifférence.

Le genre d'alimentation que nous avons indiqué comme utile au but que nous nous proposons ici, est très apte à rendre apathique, ou du moins à diminuer une grande énergie morale qui est très défavorable au développement de l'embonpoint.

CHAPITRE VII.

DE L'INFLUENCE DU TABAC SUR L'EM-
BONPOINT ET LA MAIGREUR.

Le tabac, plante annuelle, appartenant à la famille des solanées, est originaire d'Amérique. Les Espagnols, qui le trouvèrent aux environs de *Tabaco*, lui donnèrent le nom de cette ville. Il fut encore appelé *Nicotiane* (*Nicotiana tabacum*), du nom de Nicot, ambassadeur de France près la cour de Portugal, qui le premier présenta cette plante à la

reine Catherine de Médicis. C'était en
1758.

Le tabac est *prisé*, *fumé* et *chiqué*.
L'usage de le priser remonte au xvie
siècle. Les médecins le conseillèrent sous
cette forme à Charles IX, pour les maux
de tête auxquels il était sujet, et cela
suffit pour rendre cette poudre, en Eu-
rope, célèbre à jamais.

Tout le monde connaît l'effet produit
par le *tabac* prisé. Pour les personnes
qui n'y sont pas habituées, il donne
lieu, après une prise, à un éternuement
plus ou moins violent et répété, suivant
la susceptibilité de la membrane de l'intérieur du nez. L'action du tabac pris
sous cette forme a peu d'action sur l'organisation en général. Cependant, j'ai
vu des symptômes d'empoisonnement
chez des jeunes gens qui, pour s'amu-

ser, avaient pris de suite plusieurs *prises*
fortement aspirées. Une portion de cette
poudre était, sans aucun doute, allée
trouver le gosier. Quant à son action
locale, nous ne devons pas nous en oc-
cuper. Nous devons dire seulement que
quelquefois elle gonfle le nez et la face,
et porte son action irritante jusque sur
les yeux. Je sais qu'on a conseillé le
tabac prisé comme révulsif pour les maux
d'yeux et qu'il a rendu des services dans
cette occasion. Il a agi comme un vésica-
toire qui déplace l'irritation, car c'est
par l'irritation que son usage produit
sur la membrane interne du nez, qu'il
est salutaire pour certains maux d'yeux.
Mais aussi il y a une règle en médecine
qui établit que lorsqu'un révulsif ne
déplace pas une irritation, ou qu'il ne
la déplace plus, que son action révulsive

est passée, il arrive, dis-je, que loin de rendre le service qu'on en attendait, son action irritante se communique à la partie déjà irritée lorsqu'elle n'est pas très-loin surtout. Aussi ai-je été obligé, pour avoir raison de certaines ophthal-mies, de faire cesser ou considérable-ment diminuer l'usage du tabac prisé aux personnes qui étaient porteurs de ces ophthalmies. La chose est facile à con-cevoir ici, lorsque l'on sait qu'il y a un petit conduit (le canal lacrimal) qui va de l'œil dans le nez. J'admets l'usage du tabac sous cette forme, comme médicament, comme étant utile à la santé, pour les maux de tête, les maux d'yeux, les rhumes de cerveau, etc.; mais quand il n'est point question de tous ces maux, qu'il s'agit seulement de flatter les sens ou au moins un des sens,

PRECEPTES

Fondés sur la Chimie organique

POUR DIMINUER

L'EMBONPOINT

Suivis de Conseils pour faire cesser la Maigreur,

Par F. DANCEL,

Docteur en Médecine, Médecin des Prisons de Paris, Membre titulaire de la Société de Médecine pratique de Paris, Membre correspondant de la Société des Sciences médicales de Bruxelles.

SE VEND ICI.

Imprimerie de Madame DE LACOMBE, rue d'Enghien, 13.

je ne comprends pas qu'on ait recours à
un pareil moyen qui me paraît si peu
naturel... Se mettre quelque chose dans
le nez... Il n'est pas fait pour cela.

C'est seulement sous le règne de
Louis XIII que l'on a commencé à *fumer*
le tabac en France. Cet usage y a été
apporté par des Portugais qui l'avaient
trouvé établi dans les Indes occidentales.
On comprend l'emploi du tabac de
cette manière et de celle qui consiste à
le *chiquer*. Mettre quelque chose dans sa
bouche, soit à l'état solide ou sous forme
de fumée, pénétrée de substances actives
qui agissent fortement sur les glandes,
sur le goût, et en même temps sur l'o-
dorat, ce sont là des actions très-natu-
relles. Cependant le tabac n'est, en général, *chiqué* que par les personnes chez
lesquelles la pipe est un embarras dans

le travail, un sujet de gêne dans l'exercice des fonctions. C'est principalement chez les marins que l'on trouve cette habitude. La pipe gênerait, à bord, le matelot dans ses mouvements et l'officier de quart dans son commandement et dans les soins de chaque instant qu'il a à donner au navire battu par les vents et les flots. Et puis la *chique* n'entraîne pas, comme la *pipe*, la crainte de mettre le feu ou de produire une fumée désobligeante pour quelques personnes, de sorte que l'on peut chiquer partout, même au bal et en y dansant et sans que l'odeur du tabac parvienne aux personnes les plus voisines de vous. Mais il faut, pour qu'il en soit ainsi, que le tabac employé à cet usage soit cordé, en ficelle (bitord) et non en feuilles roulées qui répandraient alors une odeur repoussante.

Il y a plusieurs manières de *fumer* le tabac, avec la pipe, en cigares et en cigarettes. Le meilleur des moyens est le cigare proprement dit. Si mince que soit le papier de la cigarette, il donne toujours lieu, en brûlant, à une fumée qui est de tout autre nature que celle du tabac qu'il corrompt, par conséquent, et dont il affaiblit les effets ; aussi est-ce le procédé employé par beaucoup de dames pour fumer.

Lorsque les pipes, dans lesquelles on fume, sont trop neuves, la chaleur dilate leurs pores, il se fait un travail dans leur composition ordinairement terreuse, qui altère singulièrement la fumée du tabac. Quand elles ont servi un certain nombre de fois, elles sont pénétrées d'une huile âcre et caustique qui, en suivant le tuyau, va jusqu'à la bouche qui, dans les premiers temps, en est vivement et péniblement affectée. Cette huile attaque les dents et contribue beaucoup avec la fumée à les rendre noires.

Le cigare proprement dit, c'est-à-dire la feuille de tabac roulée sur elle-même, mise à la bouche sans *porte-cigare* et ainsi fumée, est le mode qui remplit le plus complètement les conditions que l'on désire obtenir en employant le tabac. Ainsi fumé il active la circulation des lèvres qui prennent une couleur rosée.

Son action générale est d'abord excitante et narcotique, mais aussitôt qu'on y est habitué, ce n'est plus qu'un excitant qui procure du bien-être, fait aimer la vie que l'on voit alors sous de belles couleurs ; de là lui est venue sa réputation d'être désennuyant. C'est une des bonnes conditions pour engraisser que d'être heureux, que de voir la vie sous de belles couleurs. Cependant, ces avantages que donne le tabac fumé, sont presque toujours détruits par son action excitante sur les organes. Les personnes maigres, qui fument, n'engraissent jamais; il arrive quelquefois qu'elles sont obligées de cesser cette habitude, parce qu'elle leur occasionne des irritations de poitrine ou d'estomac. Il est donc entendu que quiconque voudra prendre de l'embonpoint, devra cesser de fumer.

Quant aux personnes qui ont un trop grand embonpoint, qui veulent le faire diminuer ou l'empêcher d'augmenter, je suis convaincu que l'usage du tabac fumé leur viendra en aide. L'action du tabac occasionne des sécrétions, excite les organes à se délivrer des mucosités qui les embarrassent. Que de personnes attribuent à l'usage du tabac fumé d'être délivrées, chaque matin, d'une pituite qui, sans ce remède, les incommoderait toute la journée !

Que de personnes prétendent combattre ainsi victorieusement des anciens catharres, des asthmes, etc., etc., parce que le tabac excite l'expectoration! Enfin, l'usage de cette substance enlève toujours quelque chose au corps et ne lui en apporte point; il ne peut donc être défendu aux personnes qui demandent à diminuer d'embonpoint.

———

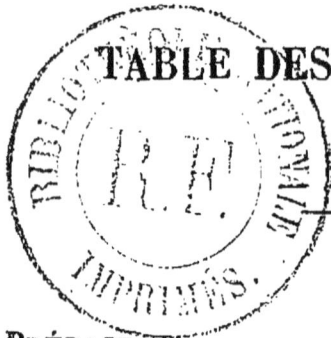

TABLE DES MATIÈRES.